VINGT-CINQ ANS

DE

CHIRURGIE

VINGT-CINQ ANS

DE

CHIRURGIE

DANS

L'UN HOPITAL DE PETITE VILLE ET A LA CAMPAGNE

PAR

Le Docteur C.-L. COUTARET

CHIRURGIEN EN CHEF DE L'HOSPICE DE ROANNE (LOIRE)
MÉDECIN DE LA MAISON D'ARRÊT
MEMBRE DE LA SOCIÉTÉ ACADÉMIQUE DE LA SEINE-INFÉRIEURE
DE LA SOCIÉTÉ MÉDICO-CHIRURGICALE DE LIÈGE
DE LA SOCIÉTÉ DES SCIENCES MÉDICALES DE LYON
LAURÉAT DE L'INSTITUT

> Gloria nostra est testimonium
> conscientiæ nostræ.
>
> (S¹ Paul.)

PARIS

G. MASSON, ÉDITEUR

LIBRAIRE DE L'ACADÉMIE DE MÉDECINE
120, Boulevard Saint-Germain, en face de l'École de Médecine

—

1883
Tous droits réservés.

PRÉFACE

Ce livre est le compte rendu de ma pratique chirurgicale dans un hôpital de petite ville et au sein d'une région salubre, dénués de complications nosocomiales. J'y expose des procédés commodes et des traitements qui m'ont paru pratiques pour le chirurgien de campagne. Je donne des notions cliniques intéressantes sur deux espèces de maladies ignorées; et je conserve l'espoir que mes monographies de l'entasis et des phlébites laisseront une trace durable.

Ce modeste travail vient en temps utile pour contribuer à l'histoire des infections. Nous assistons à une révolution scientifique qui nous promet de magnifiques résultats. Le microscope a donné aux recherches biologiques un caractère de précision que la méthode expérimentale a mise à profit. Au siècle passé, la découverte des infusoires nous a révélé le monde des infiniment petits; elle a conduit les chercheurs à scruter la structure intime des tissus vivants, et à surprendre les lois de la circulation de la vie dans les organismes.

Alors, on a tenté de pénétrer les mystères de la maladie, et de tout expliquer par les cellules et les néoplasmes. Témoin de ces efforts, j'ai suivi avec une curiosité impatiente l'éclosion successive des systèmes histologiques, qui prétendaient parvenir à la solution des problèmes pathologiques. Tout en rendant justice à ces travaux remarquables, je les envisageais en médecin praticien, et n'y trouvais rien de profitable aux malades. *La petite bête* finit par me paraître une superfétation fantastique ; et il m'est souvent arrivé de prier mes savants confrères, appelés pour m'éclairer de leur expérience, de reprendre en consultation notre bon vieux langage de l'internat, afin que nous puissions nous comprendre et échanger utilement nos idées.

Je ne sais vraiment pas où on se serait arrêté, si on avait poursuivi les recherches sur cette route sans issue. Le temps était proche, où la cellule allait devenir un être ; et les groupes de cellules, un organisme. N'est-ce pas M. Edmond Perrier, professeur du Muséum, qui a énoncé cette proposition : « Tous « les organismes supérieurs ne sont autre chose que « des associations, ou mieux des colonies d'orga- « nismes plus simples, diversement groupés ? » Voilà certes une définition applicable à l'homme, à laquelle je ne me serais pas attendu. Elle dépasse en originalité celle du fameux bipède sans plumes de l'antiquité ; et n'est pas faite pour nous inspirer une confiance exagérée dans l'ordre harmonique et la synergie psychique de nos colonies. J'avoue que cette conception théorique est superbe, pour édifier sur des bases fragiles une doctrine de philosophie positive; mais elle m'inspire de la répulsion. Je préfère conserver l'illusion de mon unité, plutôt que de me croire la somme d'une myriade « d'organismes inférieurs diversement groupés ».

Nous en étions réduits à désespérer des progrès de la médecine par la micrographie, lorsque les immortels travaux de M. Pasteur nous ont ouvert un horizon, rempli des plus brillantes perspectives. M. Pasteur a débuté par prouver que la génération spontanée est une erreur de nos sens abusés; et que les germes, dont l'air est plein, expliquent l'apparition de la vie en toutes circonstances. Il a démontré par des preuves irréfutables, que la Fermentation et la Putréfaction sont des phénomènes physiologiques, dus à l'intervention régulière de Vibrions et de Microbes définis; et que nul liquide organique, même le sang, n'entre en décomposition, s'il est en contact avec un air pur et complètement dépourvu de germes. Les germes sont partout et dans tout : ceux de la vie normale, comme ceux de la maladie; ils sont l'unique cause de la fermentation ou de la putréfaction des liquides et des solides exposés à leur contact. Ces germes obéissent à des lois fixes, comme les autres êtres vivants; on commence à connaître les conditions favorables à leur développement.

L'atmosphère d'un grand établissement hospitalier,

par exemple, est un danger permanent pour les blessés, parce que l'encombrement, la malpropreté, la viciation de l'air sont autant d'occasions propices pour l'évolution des germes de la septicémie, de l'érysipèle traumatique et de la pourriture d'hôpital.

Cette découverte a été une révélation, et a donné immédiatement naissance à l'antiseptie, qui est désormais le seul vrai principe de la chirurgie des grands hôpitaux. En 1862, M. le professeur Trélat apportait à l'Académie le relevé des amputations, faites dans les hôpitaux de Paris, durant une période de cinq années ; la mortalité était effrayante, puisque la moyenne s'élevait à 50 p. 100. Or, la récente statistique, publiée en Allemagne, donne sur 417 amputations, pratiquées suivant la méthode antiseptique de Lister, 71 morts et 346 guérisons ; soit seulement 17 p. 100 de mortalité. Ces résultats sont admirables.

Les organismes malins ou microbes, répandus à profusion dans l'air, les eaux, la terre, et jouissant d'une monstrueuse puissance de prolification, engendrent dans les plaies des phénomènes de fermentation excessivement dangereux. On les retrouve dans le sang des sujets, qui ont succombé aux complications nosocomiales. Ces microbes sont également absorbés par les voies respiratoires et digestives, s'introduisent dans le sang, dont le sérum est leur meilleur terrain de culture ; et, suivant leur malignité variable et les prédispositions de l'individu, y déterminent des accidents parfois mortels. Ainsi s'explique l'invasion des maladies zymotiques, telles que la fièvre typhoïde, le typhus, le choléra, le vomito-négro, la peste, la fièvre puerpérale, le charbon, et nombre d'autres fléaux, qui sont l'œuvre de ces terribles ennemis de l'humanité.

La notion du danger d'un air, infecté par les germes pernicieux, impose à l'hygiéniste et au médecin l'obligation de rechercher avec soin les foyers malsains pour les détruire, et de soustraire les populations à leur influence délétère. Les germes préexistent, et ne sont point le produit d'une génération spontanée. Partout où nous n'en découvrirons pas, nous aurons la certitude de n'avoir point à redouter les complications morbides, dues exclusivement à leur intervention.

Dans nos hôpitaux de petite ville, le microbe des infections nosocomiales ne peut pas vivre ; c'est pour cela que nos blessés guérissent sans subir leur atteinte. Ma statistique hospitalière en est une preuve incontestable. Dans nos campagnes, l'air est pur et dénué de germes septicémiques ; les plaies se cicatrisent sans grande suppuration. Ce fait est d'une haute importance pratique. J'y insiste, pour prouver que l'air pur est l'antiseptique par excellence, qu'il donne des résultats bien supérieurs aux pansements listériens ; et qu'on devrait l'utiliser, au lieu de s'entêter à faire séjourner les blessés dans des milieux viciés par l'encombrement. Établir par groupes isolés les hôpitaux des grandes villes, loin des centres populeux ; faire pratiquer les opérations à la campagne, tel est le but à poursuivre ; tel est le problème à résoudre. Avec du temps et de l'argent, on y parviendra. La vie humaine est à un assez haut prix, pour que nos édiles et nos hommes d'État finissent par se ranger à cette opinion. Mon livre a été écrit pour servir de démonstration; s'il contribue à ce progrès, même dans un avenir lointain, il aura accompli sa destinée.

Plus on avancera dans l'étude des microbes, et plus on reconnaîtra, que leurs espèces sont multipliées et leur malignité envahissante. Je prends pour exemple le charbon vrai, dont la bactéridie est parfaitement étudiée et classée, et dont les manifestations sont non seulement décrites rigoureusement, mais même prévenues par un virus atténué. Je soutiens, que la bactéridie charbonneuse a des frères et des cousins-germains, qui engendrent une autre espèce de charbon moins actif, bien que parfois fort dangereux. Mon étude des phlébites infectieuses appelle l'attention sur des complications ignorées et fréquentes. On arrivera peu à peu à élucider ces graves questions. Pour le moment, j'ai indiqué le spécifique du charbon-minor, qui ne provoque le plus souvent que des gangrènes locales. Le suc frais du noyer tue sur place le vibrion du charbon-minor, prévient des désordres étendus, et souvent l'intoxication générale et la mort. Ce germe, comme la bactéridie du charbon-princeps, ne vit pas dans l'air; son milieu de culture est le liquide de sécrétion glandulaire d'un nombre infini d'êtres inférieurs, qui nous entourent. Il est un danger permanent pour les personnes qui

résident aux champs, et qui ne se méfient pas assez
des inoculations virulentes par des piqûres bénignes,
ni de l'absorption du poison gangréneux par de simples érosions à la peau. Le jour viendra, où l'étude
comparée de ces diverses espèces de bactéridies
charbonneuses aura complètement éclairé l'histoire
de leurs évolutions respectives.

Les mémorables travaux de M. Pasteur et de son
école nous ont appris l'origine, la nature, et la malignité de la grand'classe des bactéridies nosocomiales
et charbonneuse. Ils ont conduit à la découverte des
pansements antiseptiques et des vaccins préserva-
teurs. Il reste à étudier, d'après les mêmes principes
du déterminisme, une multitude d'autres maladies,
dont la cause essentielle réside dans l'infection du
sang par les infiniment petits. Je laisse de côté pour
le moment les fièvres éruptives, les maladies virulentes et les fièvres paludéennes, dont le tour viendra en temps opportun, pour ne m'occuper que du
puissant groupe des fièvres typhoïdes, diphthéritiques
et puerpérales. Le microbe particulier à ces maladies n'a pas été isolé, cultivé et expérimenté. On le
cherche, on le devine, on l'entrevoit ; et déjà on
connaît les circonstances diététiques et hygiéniques,
qui favorisent son éclosion et ses évolutions successives.

La cause première de l'intoxication typhoïde, celle
que nous devons combattre à outrance, c'est la décomposition organique. La matière organique en
décomposition, voilà l'ennemi ! Lorsque l'État, les

administrations départementales et communales en seront convaincus, un progrès considérable sera accompli. Nous assisterons à l'éclatant triomphe de l'hygiène, et à la disparition progressive des maladies infectieuses, qui entrent pour une si large part dans les causes de décroissance et d'affaiblissement de la population en France.

On ne sait pas assez que le plus petit centre de décomposition organique est un foyer d'infection. Tout ce qui vit, meurt. Les lois qui régissent la vie, régissent la mort. La putréfaction rend intacts à la terre les éléments, qui ont contribué à la structure des êtres organisés.

La décomposition putride est l'œuvre d'organismes inférieurs, vivant sur les confins de la nature inorganique. Vibrions, bactéridies, monades, microbes, spores mycelliaux sont les ouvriers laborieux de cette métamorphose incessante. Sans leur travail continu de transformation universelle, l'infection de l'air, des eaux, des terres n'aurait pas de limites. Le nombre prodigieux des animaux qui meurent, la masse énorme des végétaux qui entrent en dissolution engendrent la mort. Depuis des siècles, tout ce qui vit sur notre planète aurait péri d'intoxication septique, si l'ordre immuable et éternel n'était intervenu, pour opposer aux vibrions et aux mycelliums, aux pourritures et aux infections, la flamme ardente de la vie et la force de conservation génésique, qui animent les corps minéraux et la matière organisée.

Ces artisans de la mort sont, dans certains cas, les

plus redoutables ennemis de la vie. Transportés sur des organismes vivants, ils s'y propagent avec une effrayante rapidité, et sèment dans les sucs nourriciers les germes de destruction, dont ils sont les génies implacables. Les hommes, les animaux, les plantes échappent difficilement à leurs mortelles atteintes, quand se développent des conditions spéciales de contage et de diffusion.

Partout où on rencontre un foyer de putréfaction, on trouve en même temps un foyer d'infection. Le fleuve sacré des Indous roule dans ses flots les cadavres des sectateurs de Brahma, au milieu des débris organisés en décomposition, qu'il a recueillis sur son long parcours. Les grands fleuves d'Amérique assainissent les prairies, les pampas, et les villes, qui s'édifient par enchantement sur leurs rives fertiles ; puis ils déversent dans l'Océan les résidus putrides, qui souillent leurs lits. Il en est de même du Niger, qui du fond du Soudan vient déposer sur les côtes du Sénégal les limons empestés dont il est chargé. Les estuaires de ces fleuves majestueux sont des foyers pestilentiels. Le Gange nous envoie le choléra ; l'Afrique et l'Amérique sont ravagées par les fièvres pernicieuses, le vomito-negro et la fièvre jaune.

Au sein des armées en campagne, les privations, les fatigues, le découragement, l'empoisonnement du sol et des eaux potables par les déjections humaines et les détritus provenant des animaux abattus, provoquent l'éclosion foudroyante de la dyssenterie et du typhus. Les hécatombes d'animaux, qu'une religion fanatique impose à la Mecque, nous ont plus d'une fois valu le choléra. Les monstrueux sacrifices de soldats, qui font pousser des lauriers sanglants sur la tête des conquérants, sèment sur les champs de bataille une pestilence, qui fait plus de victimes que les balles des chassepots et les obus des canons.

Ces grands foyers de décomposition organique possèdent une telle puissance de perniciosité, qu'ils donnent naissance aux fléaux les plus meurtriers. Les foyers restreints, que nous entretenons autour de nous avec une étonnante indifférence, ont des effets désastreux, moins intenses et plus limités. Ils sont l'origine de la fièvre typhoïde, des angines couenneuses et des complications puerpérales. Mêmes causes, mêmes effets. Décomposition putride, infection bactéridienne. Telle est la loi des êtres organisés. Ce n'est point là, une de ces théories séduisantes, destinées à enrichir le domaine de la science pure. Les déductions pratiques sont immédiates; en voici une preuve incontestable :

Il y a vingt ans à peine, la fièvre typhoïde revenait périodiquement ravager Roanne, et semer le deuil dans les familles. Depuis quinze ans, elle ne fait que de très rares apparitions au milieu de nous, et ne règne plus épidémiquement. Cet heureux résultat est dû aux sages mesures d'hygiène, prises par l'administration municipale. Les fontaines publiques étaient alimentées par le Renaison, ruisseau qui prend sa source dans les montagnes de la Madeleine. Graduellement et sans qu'on y prît garde, on laissa éta-

blir sur ses rives plusieurs féculeries, qui déchargè-
rent dans le lit de la rivière leurs résidus et leurs
eaux de lavage. Ces matières organiques altéraient
les eaux de la ville, et y apportaient pendant l'été les
produits de leur décomposition putride. Je poussai
le cri d'alarme, qui fut entendu. L'administration
municipale alla capter sur le plateau des Poupées, à
8 ou 10 mètres de profondeur, des sources limpides,
qui, sans être abondantes, sont pures et exemptes de
matières organiques. Cette œuvre magnifique eut le
double avantage de fournir à la population une eau
potable de première qualité, et de rendre inutiles les
nombreux puits qui servaient aux habitants, pendant une grande partie de l'année. Or, dans une petite ville, les fosses d'aisance ne sont généralement
pas étanches, et les eaux ménagères, les fumiers et
les détritus organiques séjournent et se décompo-
sent sur place, dans les cours et dans les rues. Les
liquides, absorbés par la terre, entraînent dans les
profondeurs du sol des éléments de décomposition
putride, qui se mêlent à l'eau des puits et l'empoi-
sonnent.

Les nouvelles fontaines, en condamnant les puits et
en arrosant les rues, ont supprimé un foyer d'infection et une cause incessante d'insalubrité. Enfin, de
grands et beaux égouts ont contribué à l'assainissement général de la ville, en drainant le sous-sol,
tarissant les puits et fournissant un écoulement aux
eaux grasses et aux matières organiques liquides.

L'eau potable est devenue insuffisante, à cause de

l'accroissement rapide de la population et des progrès de l'industrie ; le système général de nos égouts est loin d'être complet. L'administration municipale en concentrant ses efforts et ses ressources sur cette entreprise grandiose d'hygiène, de salubrité et de fortune publique acquierra la reconnaissance unanime de ses concitoyens.

Tant il y a, que depuis ces travaux la fièvre typhoïde ne règne plus à Roanne à l'état d'épidémie. Elle est beaucoup moins fréquente ; et sa gravité a été sensiblement atténuée. L'administration a détruit une source féconde de maladies, provenant à la fois des eaux du Renaison et de celles des puits, altérées par l'infiltration de matières organiques en voie de décomposition.

Cet exemple salutaire devrait être porté à la connaissance d'une multitude de petites villes, dont la situation hygiénique est très certainement identique à celle de la ville de Roanne, avant son assainissement partiel. Les embellissements passent après le service de l'hygiène. Je regrette pour notre cité qu'on n'ait pas entrepris l'œuvre de la captation des sources du Renaison, ni achevé le réseau de nos égouts, avant de songer à l'édification de monuments religieux et profanes, moins immédiatement indispensables à la santé publique.

La première préoccupation d'un conseil municipal devrait être de distribuer des eaux de source d'une pureté incontestée. Il conviendrait d'interdire expressément l'usage des eaux, puisées dans les fleuves et les grandes rivières, qui charrient une dose prodigieuse de matières organiques. Les Romains, nos maîtres dans l'art de conserver la santé à l'aide de précautions hygiéniques, élevaient des dégustateurs pour goûter les eaux potables, et des ingénieurs hydrauliques pour les amener à leurs camps et à leurs villes. Les travaux imposants, qui nous en restent, témoignent, encore à notre époque, des soins qu'ils apportaient à rechercher les eaux pures et saines. Ils avaient cependant, comme nous, les fleuves, où ils pouvaient puiser à même; mais ils se gardaient bien de les faire servir à l'usage de la table. N'est-ce pas désespérant de constater que leur expérience est oubliée ; et que nous méconnaissons, en plein dix-neuvième siècle, les véritables principes de l'hygiène ?

La seconde préoccupation des administrateurs d'une ville devrait être de s'opposer aux décompositions organiques, non seulement par des ordonnances de voirie, mais aussi en assainissant les habitations, les rues et le sous-sol, saturés d'infiltrations putrides, par un réseau d'égout, traversant la ville dans tous les sens. On croit trop généralement, que les égouts ne servent qu'à l'écoulement des eaux pluviales, à la régularisation des niveaux et au nettoyage des rues. Leur importance hygiènique consiste, avant tout, dans le drainage des couches profondes du sol, et dans la soustraction, qu'ils opèrent, des eaux souterraines, chargées de liquides malsains d'infiltration. Les égouts ne sont point simplement des travaux d'agrément et de propreté ; ils constituent un des moyens les plus énergiques de salubrité publique. Par conséquent, les quartiers populeux, habités par les ouvriers et les artisans, devraient être, les premiers, traversés par des égouts sur toute leur longueur. La masse de la population y accumule les causes d'infections ; c'est pourquoi l'assainissement y est urgent et indispensable.

La question d'assainissement est primordiale ; elle marche de pair avec celle de l'enseignement. Je voudrais que ces conditions de salubrité fussent prévues et imposées par les lois ; et que le pouvoir exécutif les fît sévèrement exécuter. Cette réglementation législative de l'hygiène publique préviendrait bien des épidémies, diminuerait la mortalité, et enrayerait, dans une certaine mesure, la dépopulation.

Les maladies infectieuses, engendrées par les décompositions organiques, étendent leurs ravages dans nos campagnes, et jusque sur le sommet de nos montagnes. Il semble, que l'homme, inspiré par un génie malfaisant, épuise ses efforts à lutter contre la vigueur de sa constitution et l'exubérance de sa santé. Ici, la décomposition putride n'est pas seule en jeu ; il vient s'y adjoindre l'influence prolongée du froid humide, ce qui favorise étonnamment l'éclosion de la diphthérie. J'ai vu la fièvre intermittente régner endémiquement, à des altitudes peu habituées aux miasmes paludéens ; la fièvre typhoïde, ravager des hameaux entiers fort bien exposés ; et l'angine couenneuse, sévir, pendant des années, sur la population

restreinte d'une partie de canton, ou d'une parcelle
de commune; les uns et les autres admirablement
situés, pour jouir d'une excellente aération.

De prime abord, on est surpris d'observer ces
maladies dans des campagnes et sur des coteaux,
dont l'atmosphère pure et vivifiante ne recèle point
de germes infectieux. Après examen, on se rend
exactement compte des causes, qui leur ont donné
naissance.

En général, la demeure du paysan n'est pas bâtie
sur cave; et elle est établie au-dessous du niveau
du sol. Il en résulte, que, par quelque côté, le terrain s'élève plus ou moins haut autour des murs,
qui s'imprègnent de salpêtre et d'humidité. La
cuisine et les chambres, habituellement situées au
rez-de-chaussée, sont bétonnées, pavées ou carre-
lées. Les femmes les plus soigneuses ne peuvent
empêcher les eaux ménagères, les liquides de l'évier,
de la laiterie, et les déjections diverses de pénétrer au travers de l'aire, qui repose directement
sur le sol humide. Une fraîcheur constante règne
dans ces appartements, et s'augmente par les
temps pluvieux, au point de devenir apparente sur
les carreaux, les soubassements et les boiseries.
On trouve de ces maisons, sous lesquelles passe
au rez de terre une conduite d'eau. Dans d'autres, le
paysan a ménagé un puits, grand ouvert dans sa
chambre, ou bien sous sa couche, dont il n'est sé-
paré que par un mince plancher. J'ai relevé d'autres
fois une singulière habitude : c'est celle de ranger

sous le lit la provision de pommes de terre, destinées à la consommation ou à l'ensemencement. On ne saurait imaginer une plus puissante réserve d'humidité.

Quelques-uns adossent leurs bâtiments à un rocher taillé à pic, le rocher servant de mur économique en arrière. La maison est ensuite partagée en deux, dans le sens transversal : une partie postérieure réservée d'un côté à l'évier et à la laiterie, de l'autre à l'étable ; et une section antérieure, qui constitue l'habitation elle-même, où grouillent pèle-mêle homme, femme, enfants et animaux de tous genres. L'eau coule dans la maison par les mauvais temps, et suinte le long des parois du rocher, quelle que soit la saison. Joignez à cela des plafonds surbaissés, des chambres profondes et obscures, la malpropreté, une aération insuffisante, des émanations fétides concentrées ; et vous ne serez plus étonnés, que les maladies infectieuses règnent épidémiquement sur ces régions privilégiées par la nature.

Je me suis maintes fois demandé la cause d'une pareille incurie ; je crois l'avoir trouvée. Elle doit remonter très haut dans notre histoire, à l'époque où le paysan, courbé sous le poids de la servitude, avait intérêt à dissimuler à son seigneur ses modestes économies et son maigre pécule. Qu'exiger d'un serf, couché sur la dure et vivant de privations, dans une tanière, creusée sous terre et envahie par les moisissures ?

Il est vrai que la famille passe sa vie au grand air,

pendant le jour. C'est la seule compensation ; car, si elle était obligée de rester claquemurée au milieu de cette décomposition organique lente, continue et impressionnée par le froid humide, elle ne résisterait pas longtemps à son action néfaste.

Ce n'est pas tout. Le fumier est la richesse de la campagne. On n'en perd pas un brin, et on en augmente par tous les moyens possibles la provision annuelle. La cour est ordinairement disposée, pour contrarier l'écoulement du purin. La motte de fumier est déposée au point culminant, afin que rien ne se perde de ce qui en découle. On remplit la cour de débris de toutes sortes, pour accroître ainsi la somme des engrais. Suivant une déplorable coutume, le puits est justement creusé à la partie la plus déclive. Les eaux, saturées de matières organiques en décomposition, s'infiltrent dans le sol, se mêlent à celles du puits, et la famille boit à satiété une eau chargée de germes infectieux.

Je n'ai pas songé aux moyens pratiques de parer à ce qui existe actuellement ; mais je me figure, qu'il serait facile d'empêcher ces habitudes dangereuses de se perpétuer. Il suffirait de faire une loi précise, qui donnât à un architecte cantonal, appelé spéciale- ment à cette surveillance, une autorité assez grande, pour s'opposer à tout système de constructions et d'aménagements intérieurs et extérieurs, portant l'empreinte d'une ignorance absolue des principes élémentaires de l'hygiène. La dépense serait nulle pour l'État, et légère au propriétaire, qui ne serait, par le fait, gêné ni dans sa liberté, ni dans sa fortune. Avec des modifications peu coûteuses, il assurerait sa santé et celle de sa famille.

Je me réserve de traiter plus complètement ces questions primordiales d'hygiène et de salubrité publiques, et de les soumettre à l'étude de nos administrations supérieures, jalouses de contribuer de toutes leurs forces à la prospérité de la France.

Roanne, 25 décembre 1882.

Dr COUTARET.

AVANT-PROPOS

*Gloria nostra est testimonium
conscientiæ nostræ.* (St Paul.)

Lorsqu'en 1855 je quittai l'internat et l'école,
j'emportais dans ma ville natale une thèse, sur laquelle je comptais, pour me présenter dignement à
mes confrères et à mes concitoyens. Elle traitait des
ligatures caustiques et des moyens de prévenir les
grandes complications chirurgicales.

Je l'offris, le soir même de mon arrivée, au Dr Imbert, ancien ami et préparateur de Lisfranc, qui
exerçait, depuis trente ans, la chirurgie à Roanne et
à l'hospice de la ville.

Je m'empressai de l'aborder le lendemain, pour
jouir de mon triomphe. « Je suis enchanté d'avoir lu
« ta thèse, me dit-il; j'y ai revu des choses, que
« j'avais oubliées depuis bien des années. »

C'était une douche glacée, que projetait sur mon
enthousiasme juvénile sa bonne et vieille expérience.
Je crus à la plaisanterie bienveillante d'un chirurgien
habitué aux succès; et je n'y ajoutai pas d'autre

importance. Du reste, le Dr Imbert avait su accompagner sa critique d'éloges pompeux, qui avaient agréablement caressé mon amour-propre.

Je me trompais à tous égards : ma thèse n'avait point de valeur pratique, pour un médecin de campagne ; et le Dr Imbert disait vrai. Je l'ai reconnu, lorsqu'à mon tour je fus placé à la tête du service chirurgical de l'hospice.

J'ajouterai, pour mon excuse, que j'avais suivi pendant sept ans les cliniques des chirurgiens les plus distingués de Montpellier, de Lyon et de Paris ; et que j'y avais observé une très grande mortalité, malgré l'habileté des opérateurs et les soins minutieux, dont on entourait les opérés.

Si ma mémoire est fidèle, la moyenne des décès était, pour les amputations, de 3 sur 5 à Paris, et de 2 sur 5 à Montpellier et à Lyon. Les causes les plus habituelles de la mort étaient l'érysipèle traumatique, le délire nerveux, la pourriture d'hôpital, le tétanos et la résorption purulente.

Ces complications préoccupaient vivement les chirurgiens ; et j'assistais déjà à leurs efforts pour en conjurer les dangers. Velpeau préconisait le sulfate de fer ; Nélaton, l'alcool. A Lyon, Bonnet avait exclusivement adopté le fer rouge et la pâte de Canquoin. Valette essayait de combattre les accidents, par l'immersion continue des moignons dans une caisse vitrée, hermétiquement close, et pleine d'eau tiède, aromatique et alcoolisée ; il employait aussi les ligatures caustiques au chlorure de zinc.

Plus tard, Demarquay se trouva bien des pansements au permanganate de potasse ; tandis que Corne et Demeaux préféraient le coaltar.

Un progrès réel marquait chaque étape; mais la marche en avant était incertaine, au milieu des ténèbres qui voilaient la vérité. Les temps approchaient où cette vérité, si difficile à atteindre, allait être révélée par toute une génération de savants et de chercheurs.

Depuis longtemps la chimie, l'anatomie et la physiologie éclairaient d'une vive lumière les phénomènes biologiques. Les organes sains et malades nous livraient les uns après les autres leurs secrets intimes. La pathologie aspirait à la certitude.

Cependant, une classe entière de maladies se refusait obstinément à se laisser pénétrer. Les infections étaient de ce nombre ; et parmi elles, le choléra, la fièvre typhoïde, le typhus des armées, la diphthérie, le charbon et les grandes complications nosocomiales occupaient le premier rang. On invoquait un empoisonnement miasmatique spécial, une intoxication des lieux, des airs, des eaux, un *nescio quid* antique et vénéré. Ces explications vagues ne satisfaisaient ni le malade, ni le médecin.

C'est alors que la doctrine parasitaire est venue ouvrir une voie nouvelle. Elle est née depuis trente ans à peine ; elle a rapidement grandi, et nous apporte aujourd'hui la cause des maladies infectieuses, et peut-être les moyens de les prévenir.

La doctrine parasitaire est fille de M. Pasteur. Elle

n'est point sortie tout armée du cerveau de son père; d'autres chercheurs ont aidé à son éclosion. Elle nous conduira à l'exposé des procédés antiseptiques, dans la pratique chirurgicale.

Nous assisterons à ses progrès et à ses merveilleux résultats. Les statistiques nouvelles nous fourniront un terme de comparaison, qui nous permettra, en même temps, d'apprécier l'immunité et les bienfaits de la chirurgie rurale. Nous arriverons ainsi à nous former une idée juste de la chirurgie des grands hôpitaux, comparée à celle des hôpitaux de petite ville.

On parle sans cesse de la réussite exceptionnelle des opérations à la campagne; je ne sache pas, que des statistiques sérieuses aient été publiées, pour justifier un jugement pleinement motivé. C'est pourquoi je me propose de démontrer, par une statistique exacte d'une pratique chirurgicale de vingt-cinq ans, l'immense supériorité de l'air pur des champs, sur les procédés les plus perfectionnés de la grande chirurgie.

VINGT-CINQ ANS

DE CHIRURGIE

CHAPITRE PREMIER

CHIRURGIE DES GRANDS HOPITAUX.

DOCTRINE PARASITAIRE. — Découvertes de MM. Davaine, Pasteur, Toussaint, Chauveau. — Conséquences pratiques : MM. Pasteur, Tyndall, Miquel, Certes.
PANSEMENTS ANTISEPTIQUES. — Procédés antérieurs à Lister : MM. Jules Guérin, Alphonse Guérin, Ollier. — Méthode de Lister. — Statistique de MM. Championnière, Saxtorph, Wolkmann, Ollier, Létiévant, D. Mollière. — Opinion de MM. Verneuil, Ollier. — Pratique de M. Kebœrlé.

Doctrine parasitaire.

En 1850, MM. Davaine et Rayer, les premiers, découvrirent dans le sang de rate des globules filiformes, dont ils firent le caractère pathognomonique de la maladie.

Presque à la même époque, MM. Pollender et Brauell signalèrent dans le sang charbonneux des bâtonnets vivants. Treize ans plus tard, en 1863, M. Davaine donna à ces bâtonnets le nom de Bactéridies.

Découvertes de MM. Davaine, Pasteur, Toussaint, Chauveau.

Il nous faut arriver jusqu'en 1872, pour avoir une explication plus complète du rôle de ces infiniment petits dans l'organisme. A cette époque, M. Davaine, reprenant les expériences de Brauell, eut l'idée de filtrer avec le plus grand soin le sang charbonneux, et de recueillir, d'un côté, le liquide filtré ; et de l'autre, le dépôt formé sur le papier à filtre. Le liquide filtré, privé entièrement de bactéridies, ne donnait rien à l'inoculation ; le dépôt cueilli sur les filtres au contraire contenait les bactéridies, et inoculait immédiatement le charbon à un animal sain.

M. Davaine parvint à cultiver ces bactéridies en dehors de l'économie, et il les vit se multiplier dans les liquides de culture, tels que l'urine et la décoction de levûre de bière. Ces bactéridies d'étrange génération donnaient, par l'inoculation aux animaux sains, un charbon aussi complet et aussi foudroyant, que le sang des animaux charbonneux lui-même.

La question en était là, accueillie avec défiance par les corps savants, quand M. Pasteur vint fonder sur des expériences ingénieuses et irréprochables, les bases de la doctrine parasitaire. Ses élèves s'empressèrent à l'envi de l'aider de leurs travaux originaux.

M. Toussaint, par exemple, détermine, à l'examen

cadavérique, le point précis de l'organisme par lequel pénètrent les bactéridies, et suit leur marche dans les ganglions et le sang. Il émet l'opinion, que la mort survient par obstruction des vaisseaux capillaires des organes, et notamment de ceux du cerveau et du poumon.

Les bactéridies ne peuvent s'introduire dans l'organisme, qu'à la condition d'une destruction partielle de l'épithélium des voies digestives, ou bien par une inoculation directe, résultant d'une piqûre ou d'une blessure à la peau.

Pour reproduire cette infection, telle qu'elle s'opère dans la nature, M. Pasteur arrose la nourriture des moutons avec un liquide de culture bactéridienne, chargé de corpuscules brillants, qui sont les germes des bactéridies ; et mêle aux fourrages des corps susceptibles de blesser les parois de la bouche, tels que chaumes, tiges et feuilles de chardons, barbes d'épis d'orge, etc. Dans ces conditions, les infections sont nombreuses ; et on retrouve, dans la bouche et la gorge, les plaies d'inoculation et des engorgements ganglionnaires identiques aux lésions constatées par M. Toussaint, dans ses autopsies de charbon, dit spontané.

Voilà un point nettement établi : les animaux, broutant sur un champ infesté de bactéridies charbonneuses, peuvent prendre le charbon, s'ils ont une plaie à la bouche, ou s'ils se blessent les voies digestives avec des corps durs et piquants.

Reste à savoir d'où viennent ces batéridies, répandues en quantités si considérables sur certains sols, qu'il existe des parages véritablement charbonnifères.

Il est permis de supposer *a priori*, que les déjections des animaux charbonneux propagent le mal. En second lieu, les débris de toute sorte et les cadavres des animaux morts du charbon sont généralement abandonnés en plein air, ou mal enfouis. Ces assertions logiques ne présentent pas la rigueur d'une certitude scientifique.

Les démonstrations de M. Pasteur ne laissent rien à désirer. Les bactéridies se montrent sous deux formes : celle de bâtonnets ou filaments, et celle de corpuscules brillants, ou corpuscules-germes. Les filaments possèdent une résistance vitale consirable ; celle des corpuscules brillants dépasse toute conception. Ils résistent à une température de 120°, et à l'action de l'oxygène comprimé. M. Paul Bert a pu conserver, pendant de longs mois, ces corpuscules-germes dans de l'alcool, et même dans de l'alcool phéniqué, sans détruire leurs propriétés. La bactéridie est aérobie ; elle a besoin, pour vivre et multiplier, d'absorber de l'oxygène et de dégager de l'acide carbonique. Le corpuscule-germe se conserve et vit dans l'acide carbonique, et même dans le vide.

Par ce fait, la bactéridie a une puissance de vitalité indéfinie ; si le bâtonnet meurt, le corpuscule survit. Une fois semé, il résiste à toutes les causes de destruction. Sur le sol, il est directement acces-

sible aux animaux par les fourrages. Dans le sein
de la terre, où il semble enfoui pour toujours, il est
absorbé par les vers, ramené à la surface, et régé-
néré pour l'infection. Les vers sont les artisans inconscients de cette funeste renaissance. Dans les
petits cylindres de terre, qu'ils déposent sous forme
de déjections, M. Pasteur a trouvé des germes de
charbon, mêlés à une foule d'autres germes.

Tout se lie et s'enchaîne dans ces travaux. Les
plus éminents contradicteurs usent leur habileté
d'expérimentateurs, à stimuler leurs adversaires et
à préparer leur triomphe.

Les maladies micro-parasitaires, telles que le
charbon et la septicémie, ont supporté jusqu'à
présent tout le poids de la lutte. Voici que les maladies virulentes entrent en lice, sous le patronage
de M. le professeur Chauveau. On ne trouve pas
dans les liquides virulents, traces de bactéridies; on
y observe des granulations, qui n'ont pas les apparences d'un corps vivant.

M. Chauveau vient de démontrer, que ces granulations dédaignées sont de véritables êtres vivants;
et qu'on peut les cultiver en vase clos, dans des
liquides appropriés. Les liquides virulents de la
vaccine, de la morve, de la variole, etc., contiennent
ces granulations; et c'est dans ces granulations que
réside la puissance virulente, non dans le liquide
où elles nagent. En outre, M. Chauveau a reconnu,
que les agents de contagion peuvent se transmettre
aux animaux par les voies aériennes et digestives.

Sonder le mystère des maladies micro-parasitaires et virulentes, dévoiler leur cause initiale et leur nature, marcher à grands pas vers la découverte de virus-vaccins préservatifs de ces terribles fléaux, qui menacent l'homme dans sa vie par les épidémies, et dans sa fortune par les épizooties, n'est-ce pas rendre à l'humanité le plus inestimable bienfait, et élever au génie humain le plus impérissable des monuments?

Ces idées ne sont pas de vaines hypothèses. L'antique théorie de la spontanéité s'écroule sous le poids des vibrions, des microbes, des bactéridies et des granulations. Demain peut-être nous aurons le secret des infections et des diathèses.

M. Pasteur était préparé à ces brillantes découvertes par sa longue campagne contre la génération spontanée. Depuis 1857, il avait renversé de fond en comble la théorie du panspermisme. Il avait démontré, que les germes d'organismes microscopiques abondent dans l'atmosphère et dans les eaux; et que le vin, la bière, le vinaigre, le sang, etc., ne seraient jamais altérés, s'ils étaient en présence de l'air pur.

Les fermentations, les putréfactions, les septicémies et les maladies infectieuses sont dues à des germes infiniment petits, qui remplissent l'air. Il suffit, pour en prévenir les effets, de filtrer l'air avec les plus rigoureuses précautions. Il n'y a pas de fermentation, de putréfaction, ni de septicémie, dans l'air parfaitement dépouillé de germes.

M. le professeur Tyndall a lu, en 1876, devant la Société royale de Londres, un Mémoire sur la manière dont l'atmosphère se comporte dans les phénomènes de putréfaction et de fermentation. C'est une éclatante démonstration des découvertes de notre physiologiste français. Des infusions, des macérations, des décoctions végétales, acides ou alcalines, des matières animales, comme l'urine, la viande de boucherie, la chair de poisson, etc., exposées à l'air, à la température de 12 à 22°, sont entrées en pleine putréfaction en trois ou quatre jours. En opérant avec un air parfaitement privé de corpuscules, sans filtration, calcination ni modification quelconque de ces substances végétales et animales, on ne voit se produire ni bactéridies, ni aucun symptôme de fermentation et de putréfaction, pendant les quatre mois que dure l'expérience. Pour que la vie apparaisse à nouveau dans ces matières, et qu'elle se développe en quelques jours avec sa prodigieuse activité, il suffit de les exposer à l'air ambiant et non purifié. Les germes, qui flottent dans l'atmosphère, se déposent sur les substances soumises à l'expérimentation, et commencent aussitôt leur vigoureuse prolification.

Dans le courant de 1880, M. Miquel a entretenu l'Académie des sciences de ses expériences sur la diffusion dans l'air des corpuscules, qui servent à la reproduction des vibrions et des bactéridies. A l'aide d'un appareil simple et précis, il a démontré, que l'air contenait de 500 à 120,000 cellules organisées par mètre cube d'air, abstraction faite des cellules bactéroïdes, et en ne comptant que les êtres organisés de plus de 2 millièmes de millimètre de diamètre. Parmi les organismes, les plus nombreux sont les spores de cryptogames, les graines de pollen, d'amidon, etc.; puis viennent des infusoires scilliés et leurs œufs, des monades et des bactéridies.

Le chiffre moyen de ces microbes, faible en hiver, augmente rapidement au printemps, reste stationnaire en été, et diminue en automne. La pluie provoque toujours leur récrudescence. Les corpuscules-germes obéissent aux mêmes lois saisonnières; mais leur nombre s'élève d'autant plus, que l'humidité est moindre et la sécheresse plus intense.

M. Miquel termine son intéressant mémoire par une observation digne du plus haut intérêt. Toutes les fois que ses compteurs lui ont permis de constater une recrudescence importante des bactéridies aériennes, il a toujours vu, à huit jours d'intervalle, les tables mortuaires accuser une recrudescence dans les maladies, dites épidémiques et contagieuses.

La constatation de ces infiniment petits n'est pas aisée, et, comme l'a dit M. Certes, les infusoires d'autrefois sont des géants, en comparaison des bactéridies. M. Miquel leur a donné la chasse dans l'air, à l'aide d'un aéroscope et d'une surface imbibée de glycérine glycosée. M. Certes les poursuit dans les eaux avec l'acide osmique, à la dose de 0,50 centig. par litre d'eau. En quelques heures, les infusoires, les microbes et tous les êtres vivants,

animaux et végétaux, sont tués sans changement
de forme et précipités. De plus, ils présentent une
coloration noirâtre, qui les fait reconnaître dans
les préparations microscopiques.

Ces diverses expériences, admirablement con-
duites et exemptes de critique, confirment la théorie
de M. Pasteur. Les germes, réduits à leur plus
simple expression, à l'état de corpuscules, ressemblent à une poussière à points brillants, à peine
visible par les plus forts grossissements. Ainsi se
forme la poussière septique, vivant de la vie latente
du germe et remplissant l'air et les eaux. Ainsi
s'explique l'ensemencement des liquides putrescibles
par les poussières-germes, et la permanence des
maladies putrides.

L'importance de ces découvertes est considérable.
La spontanéité, les diathèses, les entités morbides
sont battues en brèche. Cette théorie des germes
n'est rien moins qu'une révolution dans la physiologie et la médecine. Les maladies virulentes et
contagieuses sont en cause, et parmi elles se trouvent celles, qui nous inspirent la plus juste terreur :
la peste, le choléra, le typhus, le charbon, les
infections nosocomiales et puerpérales, la fièvre
typhoïde, la morve, la rage, la syphilis peut-être,
et tant d'autres, dont la nature nous est absolument inconnue.

Pansements antiseptiques.

L'œil fixé sur les laboratoires des physiologistes, les chirurgiens suivaient attentivement la marche des évènements ; ils attendaient, que la doctrine parasitaire ait pris une forme moins vaporeuse pour l'appliquer à la pratique chirurgicale. L'idée était dans l'air avec les germes ; elle prenait corps peu à peu, et s'emparait lentement des meilleurs esprits.

Il paraissait probable, que si les grandes complications des plaies se produisent surtout dans les grands hôpitaux des grandes villes, c'est que l'air y était vicié par des germes infectieux. Ces germes, trouvant les conditions de leur développement naturel, se multiplient sur les plaies, comme les bactéridies dans l'urine, la décoction de levûre de bière ou le bouillon de veau de MM. Davaine et Pasteur ; et provoquent par leur prolification rapide l'érysipèle traumatique, la pourriture d'hôpital ou la résorption purulente.

Par le fait, M. Pasteur a formulé la proposition suivante : « Le sang d'un animal en pleine santé ne renferme jamais d'organismes microscopiques, ni leurs germes ; il est imputrescible au contact de l'air pur, parce que la putréfaction est toujours due à des organismes microscopiques du genre vibrionien, et que, la génération spontanée étant hors de cause, les vibrioniens ne peuvent apparaître d'eux-mêmes. »

Par conséquent, une plaie devrait se guérir sans suppuration ni complications. C'est ce qui arrive pour les réunions par première intention et pour les sections sous-cutanées.

Le plus ordinairement, la cicatrisation se forme à l'aide d'une sécrétion purulente. M. Pasteur affirme que cette sécrétion est due à un microbe, générateur du pus. Ce microbe vient de l'air ; il est inoffensif, et produit un pus bien lié, blanc-jaunâtre et non putride. Dans les grands hôpitaux, et dans d'autres circonstances peu connues, la marche de la cicatrisation n'est pas aussi régulière. Le microbe de l'infection purulente envahit quelquefois les plaies, et y développe ses germes mortels. Le pus devient blafard, fétide, et s'infiltre dans les ganglions et les vaisseaux. De là, il se répand dans tout l'organisme, comme la bactéridie charbonneuse ; et entraîne, comme elle, une mort rapide.

Si la théorie est absolument vraie, il semble facile de prévenir ces complications. Il ne s'agit, en effet, que de maintenir les plaies à l'abri du contact de l'air ; ou bien, si ces précautions sont insuffisantes, d'envelopper les plaies d'une atmosphère antiseptique, meurtrière pour les germes infectieux. Il y a loin de la théorie à la pratique !

En 1878, M. Jules Guérin entretint l'Académie du traitement des plaies par occlusion pneumatique, et rapporta de nombreux cas de blessures graves, traitées, pendant le siège de Paris, aux ambulances du Grand-Hôtel et de l'École des ponts et chaussées.

Procédés antérieurs à Lister, MM. Jules Guérin, Alph. Guérin, Ollier.

Sur 20 blessés, la plupart atteints de coups de feu aux articulations, M. Jules Guérin obtint 19 guérisons. L'occlusion pneumatique, heureuse extension de la méthode sous-cutanée du même auteur, constituait un progrès de la chirurgie conservatrice.

Après ce chirurgien arrive M. Alphonse Guérin, inventeur du pansement ouaté. Ce pansement consiste à appliquer sur le moignon une épaisse couche de ouate, maintenue par un bandage serré. Les germes et ferments de l'atmosphère sont arrêtés dans l'épaisseur du coton ; de cette manière, la décomposition putride des liquides sur la plaie est empêchée. Cette méthode, qui réunit les avantages de la filtration de l'air et des pansements rares, donne d'excellents résultats.

M. Ollier de Lyon, l'ingénieux artisan du périoste, l'audacieux inventeur des résections sous-périostées, perfectionna la méthode d'Alphonse Guérin. Il obtint des résultats supérieurs à ceux du chirurgien de Paris, avec un pansement ouaté et phéniqué, combiné à l'immobilité dans un appareil silicaté.

Déjà Lemaire avait fait ses expériences sur l'acide phénique ; et Pasteur poursuivait les siennes, sur la cause microdermique des fermentations.

Méthode de Lister. Tel était l'état de la science, lorsque le célèbre chirurgien écossais, Lister, conçut, inventa et mena à un degré de perfection surprenante, la méthode de pansements antiseptiques, qui porte son nom. Cette méthode de pansements est un trait de génie. Elle a produit des résultats inespérés jusqu'à ce jour.

Je suis donc à l'aise pour constater, que, sans les découvertes de MM. Davaine, Pasteur, Toussaint et Chauveau, découvertes absolument françaises, Lister n'eût pas imaginé une méthode, qui fera passer son nom à la postérité.

La méthode des pansements antiseptiques de Lister est connue dans le monde entier. J'en parlerai brièvement, pour en déduire les conséquences pratiques.

Elle s'impose tyranniquement, avec l'exigence des moindres détails. Il n'y a pas à la modifier, à la simplifier, ni à la rendre plus économique de temps et d'argent. Elle est, telle qu'elle est; ou bien, elle n'est pas. Son but est de poursuivre la destruction des germes avant, pendant et après l'opération, jusqu'à entière guérison.

Avant l'opération : Inonder d'acide phénique le local, les appareils, les instruments, les linges, l'opéré, le chirurgien et les aides.

Pendant l'opération : Opérer sous un nuage phéniqué. Ne rien laisser sur les tissus, les éponges, les bistouris, les tubes à drainage, les linges de pansement, les doigts des aides et du chirurgien, les ligatures de catgut et l'air que tous respirent, qui ne soit imprégné de vapeurs d'acide phénique pulvérisé.

Après l'opération : Lit, salle, linges, air, tout est phéniqué. Puis, vient un pansement complexe et indispensable dans ses moindres dispositions: protective, après l'avoir trempée dans une solution

faible ; quelques couches de gaze phéniquée, humec-
tée de solution faible ; huit feuilles de gaze, humec-
tée de solution forte ; entre les deux dernières
feuilles, étoffe imperméable phéniquée ; bandes de
gaze phéniquée. Pansements rares : chaque fois,
avec la stricte précaution de phéniquer à fond air,
lieux, linges, instruments, malade et chirurgien.

Ce n'est pas une petite affaire, comme on le voit ;
mais la méthode offre tant d'avantages, qu'il est
impossible de ne pas s'incliner devant les résultats
acquis. D'abord, la pyohémie est prévenue ; les plaies
ne suppurent pas. Ensuite, il survient si peu de
complications mortelles, après les plus graves opérations, que le but de la méthode est atteint. La vie
humaine est assez précieuse, pour qu'on ne plaigne
pas ses peines à la sauvegarder.

Dans les grands hôpitaux des grandes villes, les
résultats sont surprenants : « L'observation pure,
dit M. Lucas Championnière, faite dans nos hôpitaux,
comme à Edimbourg, à Londres, en Danemark,
en Allemagne, et aujourd'hui dans le monde entier,
fait constater aux plus incrédules la métamorphose
merveilleuse des phénomènes de réparation, qui
est en quelque sorte, le critérium de la méthode. »

Quand on lit l'histoire des opérations de Lister,
à Édimbourg, à Glascow et à Londres ; qu'on se
transporte en esprit au milieu de ces salles infectes
et de ces cloaques malsains, et qu'on voit la révolution salutaire qu'y a opérée la méthode, on reste
confondu de surprise et d'admiration. La mortalité

pour les amputations s'abaisse de 45 à 15 p. 100.

M. Saxtorph, de Copenhague, dans des conditions impossibles d'infection et de mortalité, modifie assez puissamment l'hygiène de ses salles par le Lister, qu'il obtient au début 33 décès sur 109 amputations ou résections ; et plus tard, en 1877, 17 p. 100 seulement de mortalité.

La statistique fournie par M. Wolkmann, au Congrès des chirurgiens allemands en 1877, est plus encourageante encore. Elle donne 23 décès sur 172 opérations graves; soit 13,2 p. 100. Ce sont des résultats splendides; car on semble avoir, dans cette statistique, fait entrer tous les cas sans distinction. Or, le plus humble chirurgien de campagne sait : qu'il est des blessés, qui succombent à l'excès du traumatisme, et d'autres, à des maladies intercurrentes, sans qu'on puisse en accuser ni les milieux, ni l'opération, ni l'opérateur.

Il faut tenir compte également de certaines séries heureuses qu'ont tous les chirurgiens. Ainsi M. Ollier, qui ne s'est jamais vanté de sauver tous les opérés, bien qu'il ait obtenu avec la méthode de Lister des résultats extrêmement satisfaisants, signale une série de 20 résections pansées suivant la méthode listérienne, sans un seul décès. « Tous les chirurgiens, dit Ollier, qui ont adopté le pansement de Lister, sont d'accord pour dire, que la pyohémie est à peu près sûrement évitée. Ils sont moins affirmatifs pour l'érysipèle; et Volkmann, dans la belle série qu'il a publiée, il y a quatre ans, admet que l'on rencontre quelquefois cette dernière complication, malgré l'emploi rigoureux du pansement de Lister. »

Assurément, ce pansement a fait faire un pas immense à la chirurgie conservatrice. Lister est un bienfaiteur de l'humanité. Je ne sais pas une preuve plus éclatante des excellents résultats fournis par cette méthode de pansements, que ce qui a été obtenu à l'Hôtel-Dieu de Lyon.

M. le docteur Létiévant, parvenu au terme de son majorat, a publié une statistique intéressante, qui porte sur près de vingt années de pratique chirurgicale à l'Hôtel-Dieu, où il a introduit le pansement listerien en 1875.

J'extrais de son compte-rendu le passage le plus saillant : « Avant l'introduction du pansement antiseptique, la mortalité oscillait, depuis 15 ans, entre :

1 sur 12.95, c'est-à-dire 7.72 p. 100
et 1 sur 16.75,　　—　　6.25　　—

« Elle se rapprochait souvent des chiffres les plus mauvais. Ainsi, on l'a vue :

En 1863, 66, 67, 73,　　à 1 sur 13 ; soit 7.69 p. 100.
En 1864, 65, 71,　　à 1 sur 14 ; soit 7.14　　—
En 1860, 61, 62, 68, 69, à 1 sur 15 ; soit 6.66　　—
En 1872, 74, 75,　　à 1 sur 16 ; soit 6.25　　—

« Aujourd'hui la mortalité est :

En 1879, à 1 sur 20.70 ; soit 4.83 p. 100.

près de la moitié ou le tiers en moins de mortalité.

Cela accuse vraiment la puissance de la méthode, qui a conduit à ces résultats. »

Dans ce magnifique Hôtel-Dieu de Lyon, les maladies infectieuses étaient autrefois en permanence. M. Daniel Mollière relève cette désespérante mortalité dans son discours d'installation à l'Hôtel-Dieu de Lyon, en 1881 : « Le quantum de la mortalité, dit-il, arrivait à des chiffres effrayants. On voyait chaque jour se multiplier de nouvelles statistiques, plus ou moins désespérantes ; et telle était la panique qu'elle inspirait à tous, qu'à Paris, Trélat, chirurgien si plein de tact et si sympathiquement apprécié à Lyon, désertait son service de l'hôpital Saint-Louis, voyant succomber tous ses opérés, et *n'y comprenant rien.* Ce sont ses propres paroles. »

Aujourd'hui, la mortalité s'est abaissée de plus d'un tiers dans les grands hôpitaux. Depuis qu'on a adopté les pansements listériens, le tétanos n'a pas diminué ; mais l'érysipèle traumatique se voit rarement, et l'infection purulente, presque jamais. La pourriture d'hôpital a disparu ; et la pyohémie est tarie.

Cette transformation de la pratique hospitalière a permis aux chirurgiens de traiter avec succès les opérations les plus graves et les plus audacieuses. Les résections sous-périostées, l'ouverture des articulations et du péritoine, l'ovariotomie, la laparotomie, l'opération de Porro, etc., qu'on n'eût pas osé de mon temps entreprendre, à cause de leur issue presque toujours funeste, se font, aujourd'hui, sans inspirer plus d'inquiétudes qu'une amputation de la cuisse.

 On a peut-être marché trop vite dans cette voie nouvelle. M. le professeur Verneuil, dans ses Mémoires de Chirurgie, a fait, à propos des tendances opératoires des chirurgiens contemporains, une profession de foi, qui me semble digne d'attirer l'attention. Il proteste contre la tendance de tout sacrifier à la chirurgie opératoire seule ; et rappelle, que la thérapeutique non opératoire des maladies chirurgicales repose avant tout sur l'étude de l'étiologie. « C'est, dit-il, en cherchant dans cette direction, que la pratique des chirurgiens aura de grandes chances de devenir de plus en plus médicale, conservatrice, de moins en moins opératoire ; et que la prophylaxie, l'hygiène, la thérapeutique, par les médicaments, y joueront un plus grand rôle, et restreindront de plus en plus l'action des instruments. »

Ces sages conseils visent les excentricités chirurgicales, qui sont l'apanage presque exclusif de l'étranger. L'école française, instruite, honnête, humaine et sage, « continue les grandes et bonnes traditions chirurgicales de notre pays ».

La chirurgie de campagne n'a pas à redouter ces excès ; aussi n'en parlerai-je pas à ce point de vue. Je rends hommage aux pansements antiseptiques, et je suis en admiration devant les bienfaits, qu'on en a retirés dans la pratique nosocomiale ; mais je n'en suis pas partisan pour les petits hôpitaux sains des petites villes, ni pour les traitements à la campagne. C'est ce que je me propose de démontrer, en restant dans les convictions exprimées par mon excellent ami Ollier, dans une lettre récente : « Tout en faisant valoir les heureux effets de la chirurgie de campagne, où l'air pur vous dispense du Lister, je crois que vous ferez bien de ne pas être trop sévère pour cette méthode de pansements, qui nous rend les plus grands services, et qui a transformé la chirurgie hospitalière. Depuis vingt ans, j'ai tout essayé ; et je proclame le Lister bien au-dessus de tout ce que nous avons, même au-dessus de l'occlusion inamovible, qui m'avait cependant rendu des services signalés. »

Avant de terminer ce que j'ai à dire sur l'exercice de la chirurgie dans les grands hôpitaux, je signalerai les remarquables succès de M. Kebœrlé, en ovariotomie et en laparotomie. Le célèbre chirurgien de Strasbourg n'est pas Listérien, que je sache, et n'emploie pas de pansements antiseptiques. Sa statistique est cependant supérieure de beaucoup à celle des chirurgiens, qui font spécialement les mêmes opérations, en observant scrupuleusement les indications de Lister.

M. Kebœrlé pratique dans une grande ville et dans un grand hôpital. Son nom est connu, dans le monde entier, des malades et des médecins. Il s'est fait une spécialité des opérations les plus difficiles et les plus redoutables ; sa réputation est fondée sur la statistique de ses succès. Ce fait a été laissé dans l'ombre. Les statistiques de M. Kebœrlé ne sont pas mises en parallèle avec celles des opérateurs Listériens, dans les nombreux mémoires publiés pour chanter la gloire du chirurgien écossais.

Je le regrette. En cherchant à découvrir la cause de ces succès extraordinaires, obtenus sans pansements antiseptiques, on arriverait plus vite à surprendre les lois, qui président à l'éclosion et à l'évolution des bactéridies septicémiques.

CHAPITRE II

CHIRURGIE DES PETITS HOPITAUX.

Bienfaits d'un air pur. — De l'encombrement : opinions de MM. Létiévant, Prescott, Hutchinson, John Pagett, l'auteur. Statistique d'un vieux chirurgien de campagne. — Comment on doit faire les statistiques. — Ma statistique hospitalière. — Obs. I. Extraction d'une loupe abdominale, à insertions profondes : tétanos, mort. — Obs. II. Érysipèle traumatique ; mort. — Des complications chirurgicales dans les petits hôpitaux. — Obs. III. Écrasement du bras ; refroidissement pendant la convalescence, tétanos, mort. — Déductions pratiques : immunité des campagnes. — Obs. IV. Amputation double de la jambe gauche et du bras droit ; fracture du crâne ; deux fractures de côtes ; plaies et contusions épouvantables, guérison. — Obs. V. Anévrysme diffus de la jambe gauche ; immense collection sanguine accumulée pendant trente-quatre jours ; vaste décollement ; guérison en huit jours, sans fièvre ni suppuration. — Obs. VI. fracture comminutive de la jambe droite, avec issue des fragments ; ouverture de l'articulation ; fracture de l'astragale et de deux os du tarse ; résection tibio-tarsienne sous-périostée ; guérison. — Obs. VII. Affreux désordres traumatiques de la main ; ouverture de l'articulation ; guérison. — Obs. VIII. Fracture comminutive excessivement compliquée de la jambe gauche ; guérison sans amputation, après six mois de traitement. — Causes de cette immunité. — Chirurgie nosocomiale et chirurgie rurale.

Conditions de salubrité d'un petit hôpital. — L'air, les eaux, les lieux. — Service économique. — Administration hospitalière. — Desiderata.

Bienfaits d'un air pur.

De l'encombrement. Opinion de MM. Létiévant, Prescott, Hutchinson, John Paget, l'auteur.

Les grands hôpitaux n'ont pas le privilège exclusif des infections septicémiques. Le quantum de la mortalité, après les opérations chirurgicales, paraît progresser en raison directe de l'encombrement des surfaces, abstraction faite des conditions d'insalubrité spéciales à chaque lieu.

A Paris, on rencontre, toutes proportions gardées, une mortalité chirurgicale plus élevée qu'à Lyon; et à Lyon, une mortalité beaucoup plus grande qu'à Roanne. A Roanne, elle s'abaisse bien davantage, pour disparaître presque complètement sur les montagnes.

Il serait fort intéressant d'établir une statistique sur ces bases nouvelles. Le Dr Létiévant a recueilli des données précieuses sur la ville de Lyon; je les mets à contribution.

Voici un tableau comparatif des décès survenus en 1873, en ville et à l'Hôtel-Dieu, à l'occasion de lésions chirurgicales. Je ne relève sur ce tableau, que les complications faisant l'objet de ce mémoire.

Sur 160 décès en ville.		Sur 310 décès à l'Hôtel-Dieu.	
Érysipèle	15	Érysipèle	13
Résorption purulente	8	Résorption purulente	8
Gangrène	4	Gangrène	11
Phlegmons	6	Phlegmons	11
Tétanos	1	Tétanos	1
Plaies	0	Plaies	4
Lésions chirurgicales	1	Lésions chirurgicales	3
Fractures compliquées	4	Fractures compliquées	38
TOTAL	39	TOTAL	89

« Dans l'un et l'autre tableaux, on voit la mort causée par les mêmes maladies, avec quelques variétés de fréquence très explicable.

« On n'a pas de mortalité par grandes amputations en ville, parce qu'on y pratique très rarement cette opération. Quand elle est indiquée, on l'envoie le plus souvent pratiquer à l'Hôtel-Dieu ; il en est de même des grandes fractures. C'est l'Hôtel-Dieu, qui est leur refuge. »

Cette statistique est insuffisante pour établir rigoureusement l'influence de l'encombrement sur la mortalité ; mais elle répond assez bien à l'idée, que je m'en étais faite depuis longtemps. Traduite d'autre sorte, elle accuse en ville 25, et à l'Hôtel-Dieu 29 de mortalité pour les grandes complications, sur 100 décès de cause chirurgicale.

Cette mortalité diminue rapidement, à mesure qu'on l'étudie dans des villes moins populeuses et dans les petits hôpitaux bien tenus de campagne. On en arrive à constater la disparition de ces grandes complications.

M. Létiévant recherche complaisamment les faits, qui contredisent cette opinion. En douze ans d'une vaste pratique chirurgicale, il est parvenu à en réunir six exemples :

1° Une résorption purulente, survenue à la campagne, à la suite d'une amputation de jambe, dans un hôpital de sept lits ;

2° Une résorption purulente, dans un village des montagnes du département de l'Ain ;

3° Une résorption purulente, dans une petite ville, à la suite d'une petite fistule broncho-cutanée ;

4° Une pourriture d'hôpital, à la suite d'une amputation de jambe, en pleine campagne du Beaujolais : malade guéri ;

5° Une autre pourriture d'hôpital mortelle sur un amputé, dans les environs de Châlons-sur-Saône ;

- 6° Un troisième cas, dans une petite ville des environs de Lyon.

Ces faits, ajoute M. Létiévant, sont sans doute des exceptions. Il n'en conclut pas moins, « qu'on trouve partout les maladies infectieuses, dites nosocomiales, et que l'atmosphère hospitalière n'en est pas l'unique productrice. »

Je le crois comme lui. Ces infections sont produites par l'encombrement ou l'inoculation directe, aussi bien dans les salles des grands hôpitaux, que dans les quartiers populeux et mal aérés des grandes villes, et au sein des armées en campagne. J'estime même, que le rayon infesté s'étend fort loin autour de ces foyers en pleine activité ; et qu'il faudrait s'éloigner beaucoup de Paris et de Lyon, pour retrouver un air chirurgical pur et exempt de germes infectieux.

Dans ces milieux à air vicié, les corpuscules-germes trouvent des conditions de développement plus favorables, que dans l'air pur des campagnes. Il n'est pas un seul praticien de petite ville, qui ne soit de cet avis. C'est pourquoi je suis extrêmement surpris de lire dans le discours d'installation de M. Létiévant les témoignages contradictoires de M. Prescott, président de la Société clinique de Londres.

Voici les conclusions de M. Prescott : « On dit, que la pyohémie est causée le plus souvent par l'air nosocomial ; la viciation de l'air, par la réunion d'un grand nombre de cas chirurgicaux dans les salles de nos hôpitaux. Mais elle se voit aussi chez les gens placés dans les conditions les plus favorables : isolement parfait, appartements vastes et bien aérés, à la campagne, avec abondance d'air et au milieu de tous les soins possibles.

« A la suite de cette lecture, Hutchinson manifeste une opinion identique.

« Sir John Pagett déclare, que la pyohémie arrive au moins aussi fréquemment dans la pratique privée que dans les hôpitaux bien tenus. Seulement, dit-il, les statistiques proportionnelles ne sont pas exactes. Pour lui, si les chiffres ne sont pas démonstratifs, son opinion est parfaitement faite. Il fait remarquer, que dans la pratique privée, la pyohémie est née le plus souvent de causes les plus minimes possibles. »

Je me garderai bien de mettre en doute ces assertions, qui bouleversent complètement mes convictions, basées sur une certaine expérience. Je puis affirmer, à mon tour, que pendant une pratique de vingt-cinq ans, dans une ville de quatrième ordre, et au loin dans les campagnes environnantes, *je n'ai pas rencontré un seul exemple de pourriture d'hôpital ni de résorption purulente.* On pourra juger, par ma statistique chirurgicale hospitalière, de l'importance relative de ma clientèle chirurgicale; et décider, sur ces titres sincères et authentiques, de la certitude de mes conclusions.

Si j'étais appelé à donner mon avis sur les cas de MM. Prescott, Hutchinson et John Pagett, j'expliquerais autrement qu'eux les complications, qu'ils ont observées loin des grands encombrements.

Le ferment nosocomial ne vient pas du dehors; il se produit dans l'organisme du blessé, au moyen d'une inoculation provenant de l'air ou des eaux. Sa transmission procède par contagion directe. Il est donc peu probable, qu'on rencontre à la campagne les conditions d'une véritable inoculation, si le le chirurgien et ses aides n'en sont pas eux-mêmes les propagateurs inconscients. Dans une longue carrière chirurgicale, je n'ai pas rencontré, à la ville ni à la campagne, de complications nosocomiales;.

je m'en félicite, parce que j'aurais peut-être pu, sans m'en douter, provoquer d'autres contagions.

Statistique hospitalière d'un vieux chirurgien de campagne.

M. le Dr Létiévant, que j'aime à citer parce qu'il a publié le dernier relevé statistique important des opérations chirurgicales faites à l'Hôtel-Dieu de Lyon, dit dans son compte rendu : « Il ne faudrait pas non plus établir une comparaison entre la mortalité des hôpitaux et celle des campagnes, sans se rendre compte de l'immense différence dans le nombre de lésions. qui y sont observées. Ainsi, un médecin fort distingué, qui a exercé pendant huit ans au centre d'un pays agricole, m'affirmait, il y a peu de jours, n'avoir eu à observer pendant ces huit années, que 9 ou 10 accidents traumatiques, dont le plus grave était une fracture de jambe compliquée de plaie. Tous étaient guéris. Il en concluait, que les traumatismes guérissent très bien à la campagne ; et qu'on n'y observe à peu près pas de complications. Neuf à dix cas, en huit ans ! C'est moins que nous n'en voyons, quelquefois, en une matinée !... »

Cet exemple est mal choisi. Les accidents sont nombreux dans les campagnes, comme dans les grandes cités. Parmi les médecins, qui exercent loin des villes de premier ordre, les uns voient peu de traumatismes, d'autres en soignent la plus grande partie.

Nous n'avons certes pas, comme un Major de Lyon, dans notre pratique hospitalière, « un chiffre de 7 à 8,000 blessures dans l'année; ni, en huit ans, 60,000 environ »; mais nous en voyons assez, pour établir une statistique sérieuse, après vingt-cinq ans d'exercice.

Comment on doit faire les statistiques.

Je suis peu partisan des statistiques, parce que je sais qu'on les fait comme on veut, souvent malgré soi. « Si la statistique, dit M. Daniel Mollière, a mérité d'être appelée l'expérience de ceux qui n'en ont pas, il faut avouer que ceux, qui n'auront qu'elle, méritent une bien médiocre confiance. »

Je suis absolument de cet avis. On aligne des chiffres, sans tenir compte des milieux, des tempéraments, des constitutions, des diathèses, du sexe, du genre de vie, des antécédents, ni surtout de la gravité des blessures. On oublie qu'il y a des séries heureuses; qu'il est au contraire des cas au-dessus des ressources de l'art; des circonstances, où la violence du traumatisme et l'imminence de la gangrène enlèvent à l'opéré toutes chances de guérison. D'autres établissent un quantum imposant en tant pour cent, sur toutes les maladies indistinctement, qui ont traversé leur service. Le temps sur lequel a porté la statistique est parfois insuffisant. Il est rare enfin, qu'une statistique satisfasse pleinement l'esprit.

Je prends un exemple : M. Létiévant a publié le

relevé de la mortalité chirurgicale à l'Hôtel-Dieu de Lyon, depuis 1859 jusqu'en 1873. Il arrive, année par année, à 4,469 décès, sur 66,798 malades. Il part de là pour faire le même calcul, de 1875 à ce jour. Il en conclut qu'avant 1875, la mortalité dans les salles de l'Hôtel-Dieu de Lyon variait de 6,25 p. 100 à 7,22 p. 100 ; et que, depuis l'introduction des pansements antiseptiques, cette mortalité s'est abaissée à 4,83 p. 100.

Tout cela est parfaitement exact ; néanmoins, je suis mal renseigné. Je sais, quelle quantité de blessures légères entrent dans les services. Je n'ignore pas non plus, qu'il est un grand nombre de blessés, qui meurent quelques heures après leur entrée. Des maladies incurables, telles que le cancer à sa dernière période, viennent succomber à l'hôpital, sans que le chirurgien intervienne pour retarder la mort. On est obligé de faire quelquefois des opérations à peu près désespérées. Ces divers malades encombrent nutilement une statistique, surtout lorsque cette statistique a pour objet de préconiser un système de pansements, au détriment des autres.

Je voudrais, qu'un chirurgien de grand hôpital nous dise : « Depuis vingt ans, j'ai fait à l'hospice tant d'amputations de cuisse, de jambe, de bras ; et j'ai sauvé tant d'opérés, en employant telle méthode de pansement. » Cette statistique prouverait quelque chose, parce que le champ est limité, que la durée de l'observation est suffisante, et que les bonnes et mauvaises conditions sont également réparties. Mais, si on mêle tout, si on confond tout, il ne ressort rien de clair des chiffres les mieux alignés.

Je me suis inspiré de cet esprit de sélection ; et j'ai retranché de ma statistique les maladies encombrantes et inutiles. J'ai classé les autres par groupes distincts, et donné pour chacun d'eux le quantum exact de la mortalité. J'ai pris toutes les fractures simples et compliquées, d'une part. D'un autre côté, j'ai noté toutes mes amputations. En troisième lieu, j'ai signalé tous les écrasements partiels, pour lesquels l'amputation aurait pu être indiquée dans un grand hôpital, et traités sans cette opération dans mon service. Enfin, j'ai réuni, dans une quatrième classe, toutes les opérations diverses assez graves pour faire redouter des complications funestes. J'ai dit *toutes*, entendez-le bien, quelles que soient leur nature et leur gravité ; et dans chacune de ces classes, je n'ai omis aucun malade ayant succombé.

Si je faisais entrer en ligne de compte le nombre complet des malades que j'ai soignés dans mon service chirurgical, j'obtiendrais un quantum merveilleux, incroyable en tant pour cent. Je crois être plus utile, en agissant, comme je le fais :

Réduite à ces conditions exclusives, ma statistique hospitalière s'étend du 15 juin 1862 au 15 juin 1882, soit sur vingt années pleines de service à l'hôpital. La voici dans toute sa sincérité :

1ᵉʳ GROUPE : Fractures.

Fractures .
Simples.
- Avant-bras et bras...... 33
- Jambe................. 50
- Cuisse................ 12

Comminutives.
- Avant-bras et bras.... .. 19
- Jambe................. 52
- Cuisse................ 11
- Clavicule............. 1

TOTAL........ 178

Sur ces 178 fractures : 8 décès.

Adynamie............................	1	décès.
Violence du traumatisme...........	1	—
Attaque d'apoplexie foudroyante......	1	—
Tétanos........................	2	—
Excès de suppuration...............	3	—
TOTAL	8	décès.

a. *Adynamie.* — Une fracture simple de cuisse, chez un vieillard de soixante ans, complètement épuisé.

b. *Violence du traumatisme.* — Une fracture comminutive de jambe, chez un jeune homme de vingt-quatre ans, qui est mort dans les vingt-quatre heures de l'accident.

c. *Apoplexie.* — Une fracture comminutive de jambe chez un homme de cinquante-quatre ans, en pleine convalescence, après trois mois de traitement. Mort subite pendant la nuit.

d. *Tétanos.* — Une fracture comminutive du bras et une semblable de la jambe, dans les quinze premiers jours du traitement. Tous les deux, morts de tétanos, par suite de refroidissement.

e. *Excès de suppuration.* — Trois fractures comminutives; mort par excès de suppuration, après trois et quatre mois de traitement. Les membres fracturés étaient dans un état déplorable, reconnu à l'autopsie: nombreuses esquilles, pénétration dans l'article, vastes décollements, etc. Pas la moindre trace d'abcès métastatiques. Deux de ces blessés s'étaient obstinément refusés à l'amputation.

Total : 8 décès sur 178 fractures, c'est-à-dire 4,5 p. 100 de mortalité, et si on ne compte que les 84 fractures comminutives, y compris la fracture simple suivie de mort, nous arrivons à 9,5 p. 100 de mortalité, pour fractures graves et comminutives.

2ᵉ GROUPE: Amputations.

	Amputations de cuisses	7
	— de jambes	18
	— de bras	15
Amputations.	— d'avant-bras	19
	Amputations partielles de mains et de pieds, par suite d'écrasement, coups de mines, explosions d'armes à feu, gangrène de causes diverses, etc.	37
	TOTAL	96

Les amputations partielles, que je porte sur ce tableau, sont de véritables amputations, dans lesquelles je conservais une partie plus ou moins importante du membre. Sur ces 96 amputations : 10 décès, dont :

4 de tétanos..........	{ 2 amputations de jambe. { 2 amputations partielles.
3 par violence de trau-matisme............	(2 amputations de bras. (1 amputation double de cuisse.
3 gangrènes..	(1 amputation de jambe. (2 amputations de cuisse.

10 décès.

a. *Tétanos.* — Les 4 décès dus au tétanos, ont été occasionnés par des refroidissements, au moment où les opérés allaient bien. — Un jeune homme de vingt-sept ans; amputé des deux jambes; suite de congélation ; mort le vingt-sixième jour, en soixante-douze heures. — Un homme de cinquante-quatre ans : amputation de jambe, mort le vingt-neuvième jour, en quarante-neuf heures. — Un homme de trente-deux ans, coup de mine à la main : amputation de la moitié de la main; mort le treizième jour, en quatre-vingt-seize heures. — Un homme de trente-six ans : coup de scie circulaire; amputation de 3 doigts et d'une partie du carpe. Mort le huitième jour, en soixante-huit heures.

b. *Violence du traumatisme.* — Trois décès dans les vingt-quatre heures sans hémorrhagie ni autre cause chirurgicale, par suite immédiate de l'accident ayant nécessité l'amputation. — Jeune homme de vingt-cinq ans; amputation du bras droit. — Homme de trente-quatre ans; amputation du bras gauche. — Jeune homme de vingt-quatre ans; amputation des deux cuisses au quart supérieur, par suite d'écrasement par un train en marche ; véritable détroncation, opérée sur l'insistance du blessé.

c. *Gangrène*. — Homme de soixante-quinze ans, vieil alcoolique : amputation de jambe, fracturée comminutivement par le terrible frémissement d'un long sapin, transporté sur un char. La gangrène a gagné rapidement la cuisse, et la mort est survenue, le treizième jour. — Femme de quarante-neuf ans, arrivée à l'hospice, quinze jours après l'accident, qui lui avait brisé le genou comminutivement. Essais de rhabillage pendant tout ce temps. Vaste inflammation à odeur gangréneuse, que l'amputation n'a pas enlevée ; morte au neuvième jour de l'opération. — Homme de quarante-sept ans ; jambe et genou broyés par l'explosion d'une mine. La gangrène envahit la cuisse après l'opération ; mort le vingtième jour.

Total 10 décès, sur 96 amputations. Soit 10,63 p. 100 de mortalité.

3ᵉ GROUPE. — Écrasements graves, qui auraient très probablement nécessité l'amputation dans un grand hôpital ; et que j'ai abandonnés à la nature, après avoir réséqué, de suite ou à mesure des besoins, les débris pendants, détachés ou mortifiés.

Écrasements graves......	de la main.................	15
	du pied.................	4
	du bras.....	3
	de la jambe:............	1
	TOTAL.....	23

Sur ces 23 écrasements graves, 4 décès, dont:

Tétanos............................   3 décès.
Ambolie.............................   1   —
                               Total.........   4 décès.

a. *Tétanos.* — Jeune homme de seize ans; écrasement de la main par une batteuse; mort le quator-
zième jour, en soixante-douze heures. — Homme
de quarante-deux ans; écrasement de la main par
un éboulement; mort le quinzième jour, en cin-
quante-deux heures. — Homme de trente-sept ans;
explosion de mine; mort le onzième jour, en quarante-huit heures.

b. *Ambolie.* — Homme de cinquante-quatre ans;
écrasement de jambe droite par la chute d'un tronc
d'arbre; hernie musculaire au travers de la peau,
suivant une longueur de 29 centimètres. Pas de
fracture, ni de phlegmon; entrait en convalescence;
mort subite le trente-deuxième jour, d'une amboliè.

Total: 4 décès, sur 23 écrasements graves. Soit
17 p. 100 de mortalité.

4e groupe. — Graves opérations diverses.

Grandes restaurations de la face, pour larges cancroïdes.   12
Volumineuses tumeurs du sein ou d'autres organes...   7
Loupes, athérômes, névrômes, kystes, enchondrômes,
   présentant de la gravité à cause de leur volume, de
   leur nature ou de leur siège......................   21
Onyxis graves, opérés par arrachement et cautérisation
   actuelle ou potentielle................................   2
Sections téndineuses de la main, restaurées...........   1

Coups de fusil à bout portant, faisant de vastes
    dégâts dans les chairs, sans fractures d'os......   4

                          TOTAL........   47

Sur ces 47 opérations graves : 2 décès :

Tétanos...................................   1 décès.
Érysipèle................................   1   —

                    TOTAL.........   2 décès.

a. *Tétanos.* — Obs. I. — *Extraction d'une loupe
abdominale à insertion profonde. Tétanos. Mort.* —
Mademoiselle Z., jeune fille de vingt et un ans, présente à l'hypocondre gauche et à l'hypogastre un
vaste lipôme aplati, long de 20 centimètres, large
de 12. Elle veut se faire religieuse, et on a mis, à
son acceptation dans la communauté, la condition
expresse, qu'elle se fit opérer. Un des chirurgiens,
les plus distingués de Lyon, le Dr Desgranges, l'invita
lui-même à subir l'opération, parce qu'il ne pré-
voyait pas de complications sérieuses. Elle préfère
revenir à Roanne, et entrer dans mon service, pour
être près de sa famille. L'opération a lieu le
1er avril 1869.

La tumeur, bien détachée sur le ventre, présente
un pédicule de un centimètre de diamètre, péné-
trant profondément dans l'abdomen. J'enserre ce
pédicule avec une ligature solide; et je sectionne
l'énorme tumeur purement graisseuse. — 2 avril,
douleurs violentes au niveau de la plaie, s'irradiant
dans le ventre; menace de péritonite; j'enlève la

ligature. — 3 avril, au matin, sérieuse amélioration. Pendant la nuit, refroidissement par le fait d'une fenêtre laissée entr'ouverte. — Le 4, tétanos. — Mort le 6.

b. *Érysipèle.* — Obs. II. — *Érysipèle traumatique, mort.* — Femme de cinquante ans, présentant un état général déplorable de misère et d'épuisement, porte, depuis vingt ans, sur le genou droit, une énorme tumeur, longue de 10 centim., large de 8, épaisse de 4. Cette tumeur, légèrement mobile, est rouge, dure, enflammée, très douloureuse, ulcérée, hémorrhagique et infecte. Opération le 17 décembre 1867. — Tumeur cancéreuse développée sur un vaste kyste épaissi d'hygroma. Le 1er janvier, début d'un érysipèle, qui gagne la jambe, envahit la cuisse, le 10, et monte jusqu'au pli de l'aine. Mort, le 15 janvier.

Total : 2 décès sur 47 opérations graves ; soit 4.25 p. 100 de mortalité.

Ces chiffres s'imposent. Faisons le calcul d'autre sorte : la mortalité reste telle quelle, dans tous les cas. Je récapitule :

Fractures.................................... 178
Amputations................................. 94
Graves écrasements, non amputés........... 23
Opérations diverses graves................. 47

Total......... 342

Sur lesquels 24 décès; soit 7 p. 100.

Pour apporter plus de sévérité à mes conclusions, j'extrais de cette statistique quatre-vingt-quatorze fractures simples. Restent deux cent quarante-huit opérés, pour vingt-quatre décès ; soit exactement 9,6 p. 100 de mortalité : *pour des opérations soigneusement choisies parmi les graves ; à l'exclusion de toutes celles qui paraissent bénignes, dont on ne relève pas l'observation dans un petit hôpital sans prétention, et qui se sont du reste terminées également sans complications.*

Des complications chirurgicales dans les petits hôpitaux. Le tableau de cette mortalité est riche en enseignements pratiques. Il témoigne des complications chirurgicales spéciales aux petits hôpitaux, et de leur degré relatif de fréquence.

Adynamie....................................	1
Violence du traumatisme....................	4
Apoplexie...................................	1
Ambolie....................................	1
Excès de suppuration......................	3
Gangrène...................................	3
Tétanos....................................	10
Érysipèle traumatique.	1
TOTAL..........	24

Si nous défalquons de ce tableau les morts occasionnées par l'adynamie, l'apoplexie et l'ambolie, nous remarquons que les blessés meurent, dans nos petits hôpitaux :

1° Par la violence du traumatisme ;

2° Par excès de suppuration ;

3° Par la gangrène ;

4° Par le tétanos.

1° La *violence du traumatisme* est de tous les temps et de tous les lieux ; rien ne peut prévenir ses funestes conséquences. Le malade est condamné à bref délai par le fait même de l'accident, qui a produit une commotion générale et des désordres internes incompatibles avec l'existence. Le diagnostic immédiat est à peu près impossible ; car tel blessé, qui semble condamné au moment de l'accident, revient à la vie après l'opération ; tandis qu'un autre, sain en apparence, succombe dans les vingt-quatre heures. C'est pourquoi je voudrais voir ces cas supprimés dans les statistiques.

2° Il n'en est pas de même des morts par *excès de suppuration*. — Cette cause n'a rien à voir avec la résorption purulente. Elle est produite par l'étendue des désordres, la destruction traumatique des tissus musculaires, cutanés, nerveux, vasculaires, par le nombre des esquilles et souvent par la fêlure longitudinale étendue de l'os, ou sa pénétration dans l'articulation. La nature fait de longs et vains efforts ; la réparation est impossible ; la suppuration excessive ; la fièvre intense et continue ; et le malade finit par succomber, autant à la fièvre qu'à l'épuisement.

Si nous pouvions nous assurer chaque fois de l'état exact de la blessure, nous sauverions un grand nombre de ces malheureux, que nous ne pouvons pas, que nous ne devons pas amputer. Il suffirait d'oser dire à un blessé, dont la jambe vient d'être fracturée comminutivement : « Votre jambe est compromise ; nous serons peut-être obligés de l'amputer. Si nous attendons les phénomènes inflammatoires, votre vie est en danger. Si nous nous décidons promptement, vous serez très probablement sauvé. Nous allons vous éthériser, pratiquer une incision profonde sur la longueur du membre, décoller le périoste largement, fouiller les tissus, enlever les esquilles, émousser les pointes aiguës, etc., et vous placer ensuite dans une gouttière ou dans un appareil amovo-inamovible. Le périoste régénérera l'os ; nous aurons fait les trois quarts de la besogne de la nature, et votre jambe guérira lentement avec plus ou moins de raccourcissement. Si, au contraire, des désordres, impossibles à deviner dans l'état, nous apparaissent à l'examen à découvert, nous pratiquerons l'amputation immédiate. Dans les deux cas, votre malchance sera inférieure à 9,6 p. 100. »

3° La *gangrène nosocomiale*, dont j'entends parler par les grands chirurgiens, et qui est susceptible d'être prévenue par les pansements antiseptiques, n'est pas la gangrène de nos petits hôpitaux, que j'appelle, par opposition : *gangrène traumatique*. Cette dernière est produite par un ébranlement destructif, effet immédiat du traumatisme. J'ai cité l'exemple d'un homme, dont la jambe avait été fracturée comminutivement par la queue d'un long sapin, frémissant sur son appareil de traction. La force de cette trépidation est si violente, que le

membre fracturé est non seulement lésé au point
de contact, mais encore profondément altéré suivant toute sa longueur. La vie nerveuse est détruite
dans sa source; la gangrène est fatale. Cette gangrène par arrêt traumatique de la vitalité est d'une
nature différente des autres gangrènes. Sa marche
et ses symptômes ne sont pas ceux qu'on observe
habituellement. Dès les premières heures de l'accident, on ne remarque rien d'anormal. Quelques
jours après, le membre s'infiltre légèrement par
plaques, ou dans son ensemble. La peau rougit à
peine, et prend tout à coup une teinte blanchâtre, qui tranche sur la nuance rosée générale.

Sous cette peau, dont la sensibilité est déjà émous-
sée, il survient parfois et successivement plusieurs
petites ou grandes collections purulentes, qui se sont
formées sans beaucoup de douleurs. En ouvrant ces
foyers, on trouve sous le derme un pus assez bien
lié, mêlé à du tissu cellulaire mortifié. Après l'ouverture des abcès, la peau pâlit rapidement et se
sphacèle; les tissus musculaires sous-jacents sont
pâles et sans vie. La gangrène s'avance ainsi avec
plus ou moins de rapidité et en déjouant tous les
efforts, tantôt par îlots isolés, tantôt en envahissant
à la fois le membre dans toute son épaisseur.
J'estime que les pansements les plus perfectionnés
sont impuissants à prévenir cette gangrène traumatique, plus commune qu'on ne le pense. Nous ne
connaissons pas de grangrène nosocomiale, surve-

nant en dehors de l'action directe et immédiate du traumatisme.

4° Tétanos. — Voilà notre plus redoutable ennemi. Il entre pour dix dans le chiffre des vingt-quatre décès de ma statistique, soit 41,60 p. 100 sur la somme totale des morts. Pourquoi? Je l'ignore. Il survient inopinément, sans qu'il soit possible de surprendre le secret de son origine.

J'ai cru remarquer que les blessures par écrasement y sont plus exposées; et que le plus petit refroidissement peut lui donner naissance. L'influence du refroidissement est prépondérante. Chaque fois qu'un blessé a été victime du tétanos dans mon service, il accusait le lendemain matin un refroidissement précis occasionné, soit par une promenade à la fraîcheur, soit par le fait d'un coup d'air pendant la nuit.

Pour que le tétanos apparaisse, il n'est pas besoin que la blessure soit large et profonde. J'en ai vu survenir sur des sujets en pleine suppuration; et j'en ai observé sur des blessés en convalescence.

OBS. III. — *Écrasement du bras; refroidissement pendant la convalescence; tétanos, mort.* — En novembre 1881, un homme de trente-trois ans avait eu le bras droit broyé par des pignons d'engrenage. De larges plaies contuses siégeaient au niveau de l'avant-bras; et j'avais été obligé d'enlever le pouce et un os du carpe. Au bout de vingt-sept jours, le malade allait bien; la cicatrisation marchait rapidement; et il restait à peine quatre à cinq petites plaies linéaires ou arrondies, qui tachaient très légèrement les linges persillés. Ce blessé sort en ville ; reste tard dans sa famille, et reçoit une pluie fine en rentrant à l'hospice. Le lendemain, le tétanos commençait ; deux jours après, le malade succombait. *Je n'ai pas sauvé un seul tétanique.*

Déductions pratiques. — Telle est ma statistique hospitalière. Je laisse à d'autres le soin d'en juger les résultats, et de la comparer avec celles, que nous ont données les partisans de la méthode Listé-rienne.

Mes pansements sont simples et économiques : cataplasmes arrosés d'eau blanche, pendant la période inflammatoire ; puis, alcool sous toutes les formes ; peu de cérat ; pansements rares au début ; antique poudre de charbon et de quinquina dans les cas de gangrène et de mauvaise odeur ; eau de Pagliari, pour combattre les tendances hémorrhagiques ; bains locaux variés, et une excessive propreté des plaies et du linge. Avec ces moyens primitifs, nous réussissons, dans nos petits hôpitaux, bien mieux que les grands chirurgiens, avec leurs panscments longs, coûteux et compliqués, dans leurs salles encombrées et infectes.

Ce serait bien autre chose, si je vous parlais du traitement des blessés en ville et à la campagne. On ne sait pas assez jusqu'où va la puissance de la chirurgie conservatrice, dans nos régions assainies par un air pur et sans cesse renouvelé. Dans ces excellentes conditions hygiéniques, la résistance vitale acquiert à la ville, et surtout à la campagne, une extrême énergie.

Voici deux observations, qui donnent une faible idée de ce que l'on doit attendre des efforts réparateurs de la nature dans nos contrées.

Obs. IV. — *Amputation double du bras droit et de la jambe gauche; fracture du crâne. Deux fractures de côtes, plaies et contusions épouvantables. Guérison.*

Le nommé C..., dit Brise-Miche, 34 ans, était dans un état complet d'ivresse, pendant la nuit du 1er novembre 1862. Égaré sur la ligne et rencontré par un train, il fut renversé, roulé, broyé et laissé pour mort sur la voie. On l'apporta à l'hospice, et on le déposa tel quel sur un lit, sans juger utile de le déployer, de l'étendre et de le reconnaître. Je le vis dans la nuit même, et crus être en présence de débris humains. Toutefois, je disposai convenablement le corps dans le lit, et je sentis quelques pulsations, prouvant que la vie n'était pas tout à fait éteinte.

Je le visitai le lendemain matin, à diverses reprises, avec les docteurs de Viry et Fuchet. Le pouls paraissant se relever, nous décidâmes, sur les onze heures du matin, qu'il y avait lieu de faire, *in extremis*, une double amputation. Par le fait, la jambe gauche et le bras droit, pris en écharpe par les roues des wagons, avaient été littéralement écrasés et coupés ; une partie considérable de chacun de ces membres était restée sur le lieu de l'accident. La tête, les membres et le tronc étaient couverts de contusions, de larges plaies et de déchirures profondes. La face était déformée et méconnaissable.

Je pratiquai d'abord, sans éthériser, l'amputation de la jambe gauche au lieu d'élection. Dès que le membre fut coupé, le blessé ouvrit les yeux, et poussa comme un long soupir de soulagement. J'amputai ensuite le bras droit, sans plus d'accident ; puis, quand le malade fut épongé, lavé et approprié, on le remit au lit.

Le lendemain, il souffrait de violentes douleurs de tête. Je fis couper les cheveux, pour mettre à nu trois plaies béantes et étendues ; et je constatais au fond de l'une d'elles un décollement du périoste et une fêlure sur le pariétal droit. Des sutures furent établies partout où il était besoin, et pardessus un pansement simple.

Deux jours après, l'amputé toussait, crachait du sang en abondance, et se plaignait de points aigus au côté. J'examinai la poitrine, et y découvris deux fractures de côtes à la région moyenne et extérieure gauche. Il survint un immense emphysème sous-cutané, sur la paroi thoracique antérieure et postérieure, sur le cou et l'épaule du même côté.

Malgré ces désordres considérables, Brise-Miche est sorti guéri, trente-cinq à quarante jours après son accident ; et il promène gaillardement aujourd'hui par la ville son ébriété et ses moignons.

L'observation suivante est non moins curieuse et peut-être plus instructive. L'opération a été pratiquée à Champoly, sur le sommet des montagnes qui nous séparent de l'Auvergne.

Obs. V. — *Anévrysme diffus de la jambe gauche, immense collection sanguine, accumulée pendant trente-quatre jours. Vaste décollement; guérison en huit jours, sans fièvre ni suppuration.* — M. B..., de Champoly, 18 ans, jeune homme fort et vigoureux, a reçu, le 6 juin 1865, un coup de poignard dans la jambe gauche. La petite plaie, large d'un centimètre, siège au tiers supérieur et externe, en plein mollet. La lame a dû pénétrer transversalement dans les profondeurs des tissus, sans produire une contre-ouverture interne. Au moment où je visitai le blessé, le mollet était démesurément gros, et avait au moins doublé de volume. Depuis trente-quatre jours, le sang coulait par la blessure, malgré les bandes et les pansements. B..., était exsangue, et réduit à un extrême degré de faiblesse.

Je résolus d'aller immédiatement à la recherche des artères coupées; et je fis l'opération, le 10 juillet 1865, avec l'assistance du docteur Guillien, de Saint-Just, en Chevallet.

Je pratiquai sur le côté externe de la jambe une incision, partant de la plaie supérieure et aboutissant à trois travers de doigt au-dessus de la malléole externe. Je retirais une énorme quantité de caillots, et découvris deux artères coupées : l'artère tibiale postérieure et l'artère péronière. J'en fis la ligature.

Alors, je nettoyai à fond ce vaste foyer, et cons-

tatai que les couches musculaires avaient été dis-
séquées et décollées sur toute leur longueur, depuis
l'articulation du genou jusqu'à leurs insertions
tibio-tarsiennes. Je pus les éponger dans tous les
sens, en les suivant les unes après les autres, comme
les pages d'un livre, qu'on feuillette. Je suturai
l'immense plaie qui en résultait, et posai un léger
bandage compressif.

Huit jours après, inquiet de mon opéré, dont je
ne recevais pas de nouvelle, j'écrivis à mon confrère
Guillien. Celui-ci me répondit, que la plaie était
guérie par première intention, sans autre pansement, et sans la moindre apparence de fièvre.

B... réclama vainement, à l'époque de la cons-
cription ; le conseil de révision le reconnut bon
pour le service.

Voilà, certes, des preuves irrécusables de la pureté
de notre atmosphère hospitalière et rurale ; l'immunité est complète. J'ai surpris fréquemment de
grands chirurgiens, en leur affirmant, qu'ils pouvaient entreprendre sans crainte, dans nos pays, les
opérations les plus redoutables ; et chaque fois, le
succès a répondu à mon attente. Le chirurgien peut
tout oser, au point de vue de la conservation. La
mortalité s'abaisse prodigieusement. La fièvre elle-
même disparaît des plus grands traumatismes ; la
mort par excès de suppuration se fait rare ; le tétanos
seul reste suspendu menaçant sur la tête des blessés
imprudents.

J'ai vu Ollier longtemps hésiter, avant que de se

décider, entre une résection sous-périostée et l'amputation. Le cas est assez remarquable, pour que je le rappelle.

Obs. VI. — *Fracture comminutive de la jambe droite, avec issue des fragments, ouverture de l'articulation, fracture de l'astragale et de deux os du tarse. Résection sous-périostée. Guérison.* — M. B..., 21 ans, riche propriétaire de Pommiers, venait d'être victime d'un accident de voiture, le 29 avril 1869. Appelé pour lui donner des conseils, par mes confrères de Saint-Germain-Laval, MM. Reynaud et Guyot, je trouvai une épouvantable fracture comminutive de la jambe droite. La malléole externe était arrachée ; le tibia, fracturé lui-même, faisait issue au travers de la blessure ; et cette plaie béante s'ouvrait largement dans l'articulation tibio-tarsienne, au fond de laquelle on sentait l'astragale brisé en plusieurs fragments. Il n'était pas possible de songer à la guérison sans intervention chirurgicale.

En face de la répugnance bien naturelle du malade pour l'amputation, en présence de sa jeunesse et de sa vigoureuse constitution, je songeai à la résection sous-périostée, et priai Ollier de venir la pratiquer.

Quand Ollier vit le malade, il ne crut pas à la réussite de la résection, et se prononça pour l'amputation. Je finis par lui faire partager ma confiance au succès, et il se décida pour la résection tibio-tarsienne sous-périostée. Il la pratiqua avec l'habileté merveilleuse qu'on lui connaît. Je ne crois pas qu'il

en ait fait de plus difficile ni de plus brillante. La
résection porta sur près de 6 centimètres du tibia et
du peroné. L'astragale tout entier fut enlevé, ainsi
que deux os du tarse ; le calcanéum put être conservé. Malgré de violentes hémorrhagies consécu-
tives, l'opération réussit admirablement. M. B... a
guéri avec une certaine mobilité articulaire, et un
simple raccourcissement de 2 centimètres. Il marche,
court, chasse, comme s'il n'avait jamais été blessé ;
bien qu'il ait besoin de soutenir son pied avec un
tuteur, lorsqu'il s'est par trop fatigué. Le malade n'a
pas eu de fièvre pendant toute la durée du traitement.

J'ai en portefeuille un grand nombre d'observations aussi remarquables, dans lesquelles on voit la
guérison survenir sans complications fébriles, pour
des désordres traumatiques excessifs. A Paris, à Lyon,
on eût pratiqué l'amputation, ou pronostiqué la
mort. Dans nos campagnes, nous assistons chaque
jour à ces heureuses terminaisons, sans manifestations fébriles.

J'en suis arrivé à une telle confiance, que je ne me
décide à l'amputation, qu'avec une extrême hésitation. Il faut que le membre soit absolument broyé
et à peu près détaché, pour que je me résigne à l'enlever.

Obs. VII. — *Affreux desordres traumatiques de la
main, guéris sans amputation.* — Je faisais, l'an passé,
ma visite d'hôpital, en compagnie de trois chirurgiens de grande ville et d'un de mes confrères de

Roanne, lorsqu'on amena un jeune homme, qui venait de tomber d'un échafaudage élevé. Il présentait, entre autres lésions, une déchirure complète de l'articulation radio-carpienne. Les surfaces articulaires largement ouvertes étaient à nu, sur toute la largeur de la face interne du membre. Le cubitus et le radius faisaient une saillie de 4 centimètres hors de la plaie. La main ne tenait réellement, que par les parties molles de la face externe; elle était en même temps contusionnée et déchirée dans tous les sens.

Ces messieurs furent unanimes à se prononcer pour l'amputation. Je les surpris étrangement en leur annonçant, que j'allais tenter la conservation du membre. Ce jeune homme a guéri sans amputation. La tête du radius s'est nécrosée de 3 centimètres. Le cubitus est descendu sur le bord de la main de la même longueur, et s'est fixé dans cette position, où il joue le rôle de tuteur. La main enraidie fonctionne assez bien, et le blessé est enchanté de l'avoir conservée.

Ces quatre observations témoignent de la salubrité des milieux dans lesquels nous vivons, et de leur immunité complète. Je ne résiste pas au désir d'en rapporter une cinquième, non pas tant, pour faire nombre, que pour grouper dans une vue d'ensemble les plus redoutables accidents, qui se présentent dans la pratique chirurgicale des campagnes. Il s'agit d'une fracture comminutive de la jambe, excessivement compliquée, pour laquelle l'amputation était assurément indiquée, et qui a guéri sans le sacrifice du membre.

Obs. VIII. — *Fracture comminutive, excessivement compliquée, de la jambe gauche, guérie sans amputation, après six mois de traitement.* — M. M..., charron à Roanne, trente et un ans, revenait de Cordelles, le 12 mai 1861, dans une voiture française, attelée d'un cheval vicieux. L'animal s'emporta à une descente, et se mit à ruer. M. M..., qui conduisait, reçut plusieurs coups de pied de cheval, et eut la jambe gauche brisée, avec plaie et issue des fragments.

Le fer du cheval avait porté, à diverses reprises et en pleine force, sur la partie moyenne et antérieure de la jambe ; avait cassé les deux os, broyé le tibia et produit une affreuse lésion traumatique. Une large plaie mâchée, profonde et à lambeaux déchiquetés, laissait apercevoir les os et leurs débris, isolés au milieu des chairs déchirées.

On parla un instant d'une amputation d'urgence ; et j'avoue qu'en présence de ces désordres, j'hésitais à mon tour. Cependant je me résolus à essayer de conserver le membre. J'enlevai un grand nombre d'esquilles de toutes dimensions ; je nettoyai la plaie aussi soigneusement que possible, et déposai le membre dans un appareil convenable.

Il survint une épouvantable inflammation et une suppuration excessive. Des traînées gangréneuses apparurent, qui heureusement ne gagnèrent pas la jambe entière ; et plus tard j'ouvris une vaste collection purulente. Le tissu cellulaire, les chairs mâchées, des parties musculaires et tendineuses tombèrent sphacélées. Je pratiquai bon nombre d'ouvertures et contre-ouvertures, et opérai successivement l'extraction de sept nouvelles grosses esquilles.

Une fièvre ardente compliquée de délire, l'excès de la suppuration, la gangrène imminente, l'intensité exceptionnelle de l'inflammation firent courir au blessé les plus grands dangers. Peu à peu, l'acuité des symptômes se calma ; et six mois après l'accident, le malade entrait en convalescence.

M. M... ne boite pas, et a repris ses travaux comme auparavant. Aujourd'hui, la jambe est cambrée en dedans, et bosselée à sa face antérieure ; elle est amaigrie, recouverte de cicatrices et d'une vaste tache bronzée. Le membre est un peu plus faible assurément; mais il supporte assez bien les fatigues, et devient le siège de douleurs et tiraillements pénibles, au moment des changements de température.

Parmi les nombreuses fractures comminutives, que j'ai traitées avec succès, je ne sache pas en avoir rencontré une, dont le résultat conservateur ait été plus brillant et plus inespéré.

Dans nos campagnes, je le répète, nous ne connaissons pas les complications nosocomiales. En vingt-cinq ans, je n'ai vu que l'érysipèle traumatique signalé plus haut. Encore, était-ce dans des conditions de misère, d'épuisement et d'infection cancéreuse, qui laissent incertain sur la nature zymotique de la maladie. Je ne conteste pas, que d'autres chirurgiens de campagne en aient rapporté de rares exemples. J'affirme que je n'en ai point vus, pendant une longue carrière activement remplie.

Je n'ai pas la prétention d'expliquer les raisons de cette immunité. Il est logique de supposer, que les complications, dites nosocomiales, naissent dans certains milieux et ne se complaisent pas dans d'autres. Tous les germes sont dans l'air; il y en a partout plus ou moins, suivant les jours, les temps et les lieux. La chaleur, la lumière, la pluie, le froid, exercent une influence directe sur leur prolification. Il n'est pas téméraire d'admettre que chacun d'eux préfère un milieu à l'exclusion de tout autre. Les bactéridies sont d'espèces nombreuses. La bactéridie du vinaigre n'est pas celle du vin, ni celle de l'alcool, ni celle de la bière ; de même que la bactéridie du charbon n'est pas celle de la pyohémie, ni celle du choléra des poules. C'est pourquoi M. Pasteur a choisi pour chaque espèce de bactéridies un liquide de culture propre, qui serait meurtrier pour une autre espèce.

Causes de cette immunité

Qui oserait trouver étrange, que l'air des grands hôpitaux soit un milieu de culture propice aux bactéridies de la septicémie, et que l'air de nos campagnes les tue?

On avouera bien, que dans une ville très populeuse, infectée par les déjections de toute nature, et l'appauvrissement en oxygène d'un air mille et mille fois respiré, et souillé par les émanations malsaines, qui se dégagent des détritus en décomposition, des usines en pleine activité, etc., on avouera bien, dis-je, qu'on n'y respire pas un air aussi pur que dans nos campagnes. On reconnaîtra également, que l'in-solation et l'aération se font mal dans les rues tor-tueuses, humides, infectes, où les habitations gagnent en hauteur ce qu'elles perdent en largeur. Ajoutez à ces causes d'insalubrité la quantité consi-dérable d'habitants massés sur ces surfaces restreintes, et un grand hôpital au milieu de la cité, où ces insa-lubrités se multiplient par l'encombrement plus grand et les émanations plus fétides.

Je crois que l'eau de source n'est pas un liquide à culture bactéridienne, et que les bactéridies mour-raient de faim dans l'eau pure. Je crois de même, que l'air d'encombrement des grands hôpitaux et des grandes agglomérations humaines jouit de la propriété d'être un excellent milieu de culture pour la bactéridie septicémique; tandis que cette bacté-ridie nosocomiale périt d'inanition dans l'air pur des montagnes.

Ces idées sont fécondes en déductions pratiques. Je suis devenu partisan enthousiaste de M. Pasteur, depuis qu'il a exposé sa doctrine parasitaire; et cependant j'étais l'ennemi déclaré de la *petite bête*, lorsqu'elle ne conduisait à rien, et que les histolo-gistes se perdaient dans les cellules et les néo-plasmes.

En attendant que cette question de pathologie générale soit résolue, il se produit, dans nos hautes sphères chirurgicales classiques, une étonnante évolution, qui, pour avoir des avantages incontestables, ne laisse pas que de présenter des inconvénients sérieux.

Chirurgie nosocomiale et chirurgie rurale.

Il existe par le fait aujourd'hui deux chirurgies distinctes : la chirurgie des grandes villes et des grands hôpitaux, c'est-à-dire la chirurgie nosocomiale ; et la chirurgie des petites villes et des petits hôpitaux, c'est-à-dire la chirurgie rurale. Je n'y trouverais rien à reprendre, si l'enseignement était double, et répondait à ces deux besoins. Mais il n'en est rien : on n'enseigne dans les facultés que la chirurgie des grands hôpitaux et des grands chirurgiens. Voyons-en les inconvénients.

Un jeune docteur, ancien interne, arrive dans une petite ville, imbu des doctrines de l'école. Que fera-t-il en présence du premier cas grave de chirurgie, qui s'offrira à son observation ? une amputation ? des pansements de Lister ? Mais le vieux confrère se prononcera sans hésiter pour la conservation du membre, et rejettera l'arsenal des pansements antiseptiques. Le malade guérira, sans amputation et sans Lister. A chaque moment de sa pratique chirurgicale, le jeune confrère se buttera contre des surprises et des étonnements semblables, jusqu'à ce que l'expérience lui ait fait abandonner les doctrines de la chirurgie nosocomiale pour les principes conservateurs de la chirurgie rurale.

La première idée qui nous vient à l'esprit, à nous

autres chirurgiens de campagne, en face d'un traumatisme violent, c'est de conserver. C'est aussi celle
du blessé. La pensée d'intervenir avec l'instrument
nous préoccupe en dernier lieu. En parcourant la statistique annuelle des opérations pratiquées pendant
une série d'années par le même chirurgien dans un
hôpital de petite ville, toutes conditions analogues
existant d'ailleurs au point de vue de l'étiologie du
traumatisme, on constate avec surprise, que les opérations diminuent chaque année, à mesure que la
pratique se perfectionne et que l'expérience s'acquiert. Je n'ai pas fait exception à cette règle ; et
pendant mes dernières années d'exercice, l'intervention de l'instrument tranchant a été beaucoup moins
fréquente dans mon service, sans plus de décès.

Je vois, par exemple, augmenter le nombre de
mes amputations à deux époques précises, coïnci-
dant, l'une avec l'introduction des machines à
battre dans notre pays ; et l'autre, avec la création
des usines de tissage mécanique, qui ont transformé
notre industrie locale.

Je remarque également une recrudescence régulière, à l'époque des premières neiges. C'est le moment où les braconniers suivent le gibier à la piste,
et qu'ils le tuent au gîte. Du reste, les bonnes
armes éclatent comme les mauvaises, et emportent
la main gauche du chasseur malheureux. Je m'expliquais mal tout d'abord ces accidents, que j'étais
disposé à attribuer à la qualité du fusil. Cette
cause existe, il est vrai, mais elle n'est pas aussi fré-

quente qu'on le suppose généralement. Voici ce
qui arrive le plus souvent : en traversant une haie,
un bois, ou tout autre obstacle, le chasseur ne
prend pas garde que l'extrémité du canon s'obstrue
de neige. Le même effet se produit avec de la terre,
si, tenant bas son arme, le chasseur franchit un
fossé, sans observer que son fusil a frisé la terre,
et en a enlevé une parcelle qui bouche le canon
sur une faible étendue. Ce mince obstacle suffit
pour entraver le mouvement d'expansion de la poudre, qui devient brisante, et fait voler en éclats
l'arme la mieux trempée.

Conditions de salubrité d'un petit hôpital.

Je terminerai cet entretien de pathologie générale
et de statistique, par la description de l'hospice de
Roanne. Il n'y a pas de théorie, qui résiste aux
faits; ni d'idées préconçues en chirurgie, qui ne
s'inclinent devant les tables de mortalité. Je ne veux
pas entrer dans l'étude comparée des nouveaux hôpitaux de Paris, tels que Lariboisière, Beaujon et
Necker, construits dans des conditons convenables
d'isolement et d'aération. Je n'expliquerai pas pourquoi la mortalité décennale y est plus forte qu'à la
Charité et à l'Hôtel-Dieu. Ce n'est point mon affaire.
Mon seul dessein est de décrire un hôpital de petite
ville, dans lequel on meurt peu, et où on guérit
beaucoup.

Roanne, petite ville de 25,000 âmes, est assise

sur les bords de la Loire, au milieu d'une plaine fertile, argilo-siliceuse, assainie et dominée par une chaîne de montagnes, qui se perdent dans le lointain.

L'air, les eaux, les lieux.

La ville est manufacturière et ouvrière ; la campagne, riche et bien cultivée ; les coteaux, couverts de vignobles. Les usines mécaniques remplissent notre petite cité d'ouvriers, de bruit et de fumée ; les machines agricoles entrent dans les moindres fermes. La population mange du pain de froment, ne se refuse pas la viande et boit du bon vin.

Roanne est propre et bien percée. Larges rues, nombreuses places, vastes promenades, voirie urbaine active et vigilante, tout contribue à la salubrité publique.

Il y a quelques vingt ans, la municipalité nous a doté d'eaux potables, provenant de sources vives, captées sur les plateaux. L'eau est pure, limpide, saine et fraîche ; malheureusement elle devient insuffisante à cause de l'accroissement rapide de la population. En même temps, nos conseillers ont commencé une distribution générale d'égouts. Depuis la création des égouts et des nouvelles fontaines, les maladies zymotiques ont à peu près disparu.

Le vent d'ouest prédomine, et nous apporte de l'Océan l'ozone et ses bienfaits. L'air est plat ; les phthysiques ne se trouvent point mal de notre climat. Chez nous, la longévité n'est pas rare.

A l'extrémité nord-est d'un faubourg peu peuplé est situé l'hospice, construit au milieu d'un clos de 3 hectares, 10 ares, 74 centiares, et dominant la vallée de la Loire.

Les bâtiments destinés aux malades sont ou seront bientôt composés de trois pavillons isolés. Il y a une salle par pavillon, et 30 lits par salle. Les salles ont en moyenne :

                Longueur........................ 30 mètres.
                Largeur.......................... 8   —
                Hauteur.......................... 5 m. 50 c.

Ce qui fait une moyenne de 1320 mètres-cubes d'air par salle, et de 44 mètres cubes d'air par malade. Les hygiénistes exigent dans un hôpital 20 mètres cubes d'air renouvelé, par heure et par tête.

On compte par salle douze immenses fenêtres, trois à quatre portes, et quatre cheminées d'appel. Je n'y ai jamais senti, le matin, l'odeur repoussante des grands hôpitaux. Ces salles sont dallées.

Au-dessus de chaque pavillon, court sur toute sa longueur un vaste grenier, qui répète au premier étage ce qui existe au rez-de-chaussée. Ce grenier est réservé pour les étendages, et ne reçoit pas de malades; à chaque salle est annexé un préau distinct et ombragé.

Les affections médicales et chirurgicales sont réunies. On a réservé un appartement particulier pour les malades incommodes, dangereux ou atteints de maladies contagieuses.

Les salles sont balayées tous les jours; et lavées

au sable et à grande eau, chaque semaine. On les blanchit à la chaux, tous les cinq ans.

Les linges sont renouvelés une fois par semaine. Les matelas souillés sont enlevés au fur et à mesure des départs, défaits, lavés et refaits. Au printemps et à l'automne, on passe les lits par les flammes; ou bien on les badigeonne avec du pétrole, ainsi que les sommiers. Les rideaux sont changés deux fois par an.

Service économique.

Les personnes, chargées du service de la maison, sont douze religieuses Augustines, qui se prodiguent et se multiplient, pour faire oublier leur petit nombre. Chacune a son emploi; et travaille de ses mains, dès l'aube, jusqu'à une heure fort avancée de la nuit. Leur vie se consume en dévouement, en abnégation et en sacrifices, sans espoir de compensation. Ces dames, sorties des classes aisées et instruites de la société, sont cloîtrées et ne franchissent pas les murs de l'enceinte.

En entrant à l'hospice, elles apportent une dot minimum de 3,000 francs, et un trousseau de 1,500 francs; quelques-unes d'entre elles ont donné 5,000 et même 10,000 francs. Cette dot reste la propriété de l'administration. Sans qu'il y paraisse, ces dots finissent par faire un capital important : leur relevé, depuis la fondation de la maison, en 1719, atteint aujourd'hui le chiffre respectable de 279,650 francs. A la mort de chaque religieuse, son trousseau reste également en partie, pour les besoins de l'hospice. En retour de leur apport, les dames religieuses sont simplement nourries et logées aux

frais de l'administration ; et elles reçoivent pour
tout traitement, la rente à 5 p. 100 de leur dot.
Reconnaissons, que cette indemnité annuelle a au
moins le mérite de n'être pas exagérée. Aussi com-
prend-on aisément, qu'un ordre si peu intéressé soit
unique en France, et qu'il se recrute difficilement.

L'argent de l'hospice ne passe pas par les mains
des sœurs. Autrefois, on leur permettait de toucher
les rétributions des payants. Avec ces sommes peu
importantes, elles contribuaient à diverses dépenses
intérieures, qui arrivaient en défalcation sur la
dépense générale. Depuis longtemps, ces dames ne
se mêlent en aucune façon de l'argent appartenant
à l'hospice. N'ayant aucune préoccupation pécu-
niaire, ne possédant absolument rien comme communauté, elles ne pensent pas un seul instant à
faire des économies ; elles dépensent leurs revenus
et même leur capital dans la maison. Chacune
d'elles s'empresse à l'envi d'acheter : un jour des
sommiers, des ornements religieux, des couvertures
de laine ; et une autre fois, des rideaux, du crin,
de la toile, des baignoires, etc. J'ai été témoin de ces
dons généreux, offerts sans ostentation et sans
éclat. L'économe le sait, mais l'administration n'en
est pas prévenue.

J'ai eu la curiosité de rechercher, à combien pouvait approximativement s'élever la somme des ca-
deaux, faits ainsi à l'hospice par les religieuses hos-
pitalières. Je suis arrivé, pour ces vingt dernières
années seulement, au chiffre de 28,536 francs. Voilà

assurément des serviteurs économiques et peu exigeants !

Je ne sais comment parler de la supérieure de nos sœurs Augustines, tant j'ai peur d'effaroucher sa modestie, en soulevant le voile qui dérobe aux profanes son sage esprit d'organisation, son tact habile de direction, son rare instinct des besoins de chacun, la fermeté de son caractère, et sa foi profonde en sa mission de charité et de dévouement. Cet hommage public est un faible tribut de ma reconnaissance, parce que madame la prieure entre pour la plus large part dans mes succès chirurgicaux. Violentant la délicatesse inhérente à son sexe, surmontant les répugnances de sa nature frêle et impressionnable, elle fait les pansements les plus dégoûtants, les plus longs et les plus difficiles. A l'heure, où j'arrive à l'hospice, il ne me reste plus à soigner que les plaies et blessures, rebelles au bon air et aux bons soins.

Adminis-
tration
hospitalière.

L'administration hospitalière, soucieuse de l'intérêt des pauvres, et dévouée autant qu'intelligente, fait ses efforts pour unir l'économie stricte au bien-être, même au confortable, et surtout à la parfaite hygiène des malades. Le régime est bon, varié et abondant ; il est un de mes plus précieux auxiliaires, et parfois tout mon traitement.

Desiderata.

J'ai peut-être à regretter qu'on n'ait pas, à toutes les époques, adjoint au conseil, comme on l'a fait récemment, des membres versés dans la connaissance des besoins des malades. J'aurais pu, en diverses circonstances, inspirer des modifications heureuses et des perfectionnements, pour lesquels j'avais quelque compétence.

En général, l'économe d'un hospice de petite ville aime à gouverner en maître, et tient à assurer sa suprématie, en isolant les administrateurs de tout contact préjudiciable à son autorité arbitraire. On y a déjà apporté des entraves, en imposant la mise en adjudication des fournitures. J'estime qu'on gagnerait encore à consulter les chefs de service, chaque fois qu'il s'agit de prendre une détermination importante. Personne, mieux que les dames religieuses par exemple, n'est plus apte à renseigner sur l'emplacement et la distribution des cuisines, annexes, dépôts, lavoirs, lingerie, etc. Pour ne pas avoir demandé leur avis, on a dépensé 12,000 francs dans un bâtiment, dont l'inutilité prévue d'avance est pleinement reconnue à présent.

Le traité passé, il y a douze ans, avec l'administration militaire témoigne de la même imprévoyance. MM. les médecins de l'hospice n'ont pas été consultés. Qu'en est-il résulté? Nous possédions deux belles salles: une pour les hommes, une pour les femmes ; on a cédé cette dernière aux soldats, et on a relégué les femmes dans une salle basse, froide, à deux étages superposés, et tellement humide, que les dalles en sont sans cesse mouillées, comme si elles étaient arrosées chaque matin.

Bien plus, on a aménagé au-dessus de la salle des hommes, dans un de ces vastes greniers si précieux pour l'aération et la salubrité, une seconde salle

militaire, destinée aux affections dartreuses et véné-
riennes. Cette seconde salle a coûté une seconde
somme d'environ 12,000 francs à l'administration
hospitalière.

Il en résulte que l'État jouit à l'hospice de Roanne
de 50 lits et de 2 salles pour les militaires; bien que la
moyenne des lits occupés soit à peine de 5 par jour.
Il est vrai, qu'au moment des grandes manœuvres,
j'ai vu jusqu'à 20 et 25 soldats à la fois. On aurait pu
tout aussi bien parer d'autre sorte à ce surcroît pas-
sager de malades.

Je sais qu'il a été décidé en haut lieu de bâtir un
pavillon annexe pour les militaires, et d'établir pour
eux un service indépendant; on a même commencé
à confier la direction des salles au médecin-major
de la place. Il n'en est pas moins vrai, que pour un
surcroît moyen de 5 malades par jour, on a fait une
dépense inutile et peu salutaire de 12,000 francs;
et qu'on a enlevé au service des femmes de la ville
une belle et bonne salle de 30 lits, pour les reléguer
dans un bâtiment malsain. Ce bâtiment était autrefois réservé pour les imprévus fortuits et provi-
soires; le provisoire dure depuis tantôt douze ans,
et menace de se perpétuer indéfiniment.

On comprend maintenant pourquoi, avant de conclure, on eût bien fait de prendre l'avis des médecins de l'hospice. MM. les administrateurs, en fonctions à cette époque, n'ont pas la charge de cette
responsabilité. Négociants habiles, mais peu habi-
tués aux malades; organisateurs intelligents, bien

qu'ignorant les grandes lois de l'hygiène, ils n'ont jugé le traité qu'au point de vue financier ; et s'en sont pleinement rapportés pour le reste à leur secrétaire, qui se donnait, comme parfaitement instruit des besoins de l'hospice. Ils ont approuvé un contrat, présenté comme avantageux pour les finances de la ville. Je ne saurais affirmer, qu'il ait été profitable au budget municipal; dans le fait, ce détail est secondaire, quand le bien public y trouve une compensation notable. Ce dont je suis certain, c'est qu'on n'a pas songé un seul instant aux médecins de l'hospice. On a disposé de leur dévouement à leur insu ; et ils ont prêté sans hésitation leur concours désintéressé. Le budget de l'hôpital n'en a pas souffert; et on n'y voit d'augmenté, à l'article Dépenses, que le traitement de monsieur l'économe.

Je serais disposé à passer outre à ces singuliers agissements, si le fait ne se reproduisait pas identique en toutes circonstances. En consultant le dernier traité, passé entre l'hospice et un entrepreneur de chemin de fer, on surprend le même arbitraire, la même préoccupation égoïste et la même indifférence pour les intérêts divers, qui ont le droit d'être représentés. Mon jugement est d'autant plus impartial, que vingt années de service m'ont acquis le droit à la retraite, et au titre, accordé avec des éloges auxquels je suis fort sensible, de chirurgien en chef honoraire. Je suis persuadé également, qu'on sera peu enclin à blâmer les deux médecins de l'hospice de leur susceptibilité, quand on saura, qu'on alloue annuellement à l'un 250 et à l'autre 300 francs, pour faire un service, dont on peut apprécier l'importance relative par ma statistique.

Instruit par une longue expérience, je crois encore rendre service à l'administration hospitalière, en mettant le doigt sur la plaie, en découvrant les défauts de la cuirasse, et en prévenant de nouveaux dangers.

Nos salles ne sont plus assez grandes pour les besoins d'une ville, dont la population s'accroît rapidement. Bientôt, il faudra songer à lui bâtir un troisième pavillon. Mais, avant tout, il est urgent de presser l'administration militaire d'édifier l'aile, qui lui sera exclusivement réservée. Alors la ville rentrera en possession de la salle des femmes, dont le besoin se fait par trop vivement sentir.

Ainsi complété, l'hospice aura doublé d'importance. Je ne pense pas, qu'il perde de sa salubrité ni de ses avantages chirurgicaux, parce que nous serons encore loin de l'encombrement. Toutefois, je demeure convaincu, qu'il serait dangereux d'y adjoindre d'autres services, tels qu'une salle pour les femmes en couche, une autre pour les enfants et un asile pour les vieillards. Dans le cas où la ville entreprendrait cette œuvre véritablement utile, elle agirait sagement, en élevant dans un autre faubourg un nouvel hôpital. Pour moi, les maladies puerpérales sont proches-parentes des complications nosocomiales ; et je redouterai grandement ce voisinage pour les blessés. D'un autre côté, les vieillards et les enfants se trouvent mieux d'être isolés loin des foyers morbides.

Je termine en adressant à l'administration hospitalière de Roanne, un vœu, que j'ai formé pendant toute la durée de mon service. La salle d'opération est pitoyablement disposée pour le chirurgien ; on n'y voit goutte à quatre heures du soir, par les plus beaux jours de l'été. L'unique fenêtre donne sur une cour, entourée de constructions élevées. Quand on se dispose à opérer, on doit chercher son jour, faire tenir les aides en biais, se gêner soi-même, ou allumer des bougies. Que de fois j'ai maugréé contre ces déplorables dispositions! Il suffit d'appeler l'attention de messieurs les administrateurs sur ces inconvénients incroyables, pour qu'ils en apprécient la gravité ; et qu'ils comprennent, dans leurs futurs projets, l'installation d'une salle d'opération parfaitement éclairée, et située à une proximité commode des salles d'hommes et de femmes.

A part ces critiques, qui portent sur des questions spéciales, l'hospice de Roanne est admirablement agencé pour la réussite des opérations. C'est à ces heureuses conditions, que je dois mes succès chirurgicaux ; je crois y avoir acquis quelqu'expérience, et recueilli quelques notions pratiques intéressantes. C'est ce qui me détermine à communiquer à mes confrères des études, des procédés et des traitements, qui n'ont pas été décrits dans les traités classiques.

CHAPITRE III

CONTRIBUTION A LA CHIRURGIE PRATIQUE

A. Fractures du fémur. — Mon appareil pour prévenir les
raccourcissements.
Digression sur les rebouteurs. — Spiral et ses œuvres. —
Obs. IX. Les sept fractures de M. de F... — Bourgade et
Don Quichotte. — Obs. X. Double péritonite, mort. — Obs.
XI. Priapisme, manœuvres insensées, mort. — La progé-
niture de Ruissel. — Grandeur et décadence de Cape. —
Obs. XII. Comment on enlève les sorts. — Currus trium-
phalis de Saxebit.

J'ai longtemps hésité, avant de m'aventurer à
parler de mon expérience personnelle ; ma voix
n'est pas assez autorisée pour se faire entendre.
Aussi bien, je suis assuré, que sa portée ne dépas-
sera pas les limites étroites, dont elle est à peine
digne.

Bien des fois je me suis heurté contre des obstacles imprévus. Mes études antérieures et mes
recherches dans les traités modernes ne me donnaient pas la solution des problèmes pathologiques,
posés par des circonstances accidentelles. J'ai dû

parer à ces éventualités embarrassantes par une initiative plus ou moins heureuse. Il m'en est résulté quelques notions à peu près précises, que je vais soumettre au jugement de mes confrères. Ils les apprécieront à leur gré ; ma bonne volonté me servira d'excuse.

J'appelle leur attention sur :

A. Les fractures du fémur ;

B. Les traumatismes de la colonne vertébrale ;

C. Les corps étrangers du nez, de l'oreille, de l'œsophage ;

D. La cystite rhumatismale ;

E. L'entasis musculaire, et la dyspepsie entasique ;

F. Les phlébites.

A. — Fractures du fémur.

En quittant l'internat de Lyon, je ne savais pas, qu'une fracture du fémur, dans sa continuité, constitue un accident avec lequel il faut sérieusement compter. L'ayant appris à mes dépens, je désire prévenir mes jeunes confrères des complications imprévues, qui les attendent ; et leur fournir le moyen de les éviter le plus souvent.

Il est rare qu'une fracture de cuisse, à la partie moyenne ou supérieure, qu'elle soit nette ou en biseau, se consolide sans raccourcissement. Pour se faire une idée exacte de cette terminaison, il suffit de compulser, dans les traités classiques, les nombreux procédés inventés pour prévenir ce fâcheux

résultat. Deux méthodes générales sont préconisées :
l'une, qui recommande la demi-flexion ; et l'autre,
l'extension forcée. Ces deux méthodes n'atteignent
pas complètement le but qu'elles se proposent.

Plus on violente les muscles puissants de la cuisse,
plus ils réactionnent vigoureusement. Plus on tire
sur eux énergiquement, et plus énergiquement ils
se contractent. Or, comme l'indication principale,
dans une fracture de cuisse, est d'annihiler la force
musculaire, afin que les fragments restent en coaptation et se consolident dans cette situation, il est
imprudent de tenter par la violence cette juxtapo-
sition. Il n'y a pas d'attelles, de contre-poids, de
tourniquets, de bandages serrés, qui résistent à la
force rétractile des muscles de cette région, provoquée par une extension prolongée. Le raccourcissement est la règle. S'il est prévu et annoncé, il n'y a
que moitié mal ; dans le cas contraire, le chirurgien
en assumera la responsabilité aux yeux du public.

Voici comment je suis parvenu à vaincre ces
difficultés, et à conserver au membre fracturé sa
longueur normale, dans le plus grand nombre des
cas. En supposant que le membre fracturé soit
paralysé ; si la coaptation est bien faite, et le bandage
méthodiquement adapté, il est peu probable qu'avec
une vitalité suffisante il se produise un raccourcissement. Il s'agit donc de mettre le membre dans
une situation telle, qu'il devienne inerte et incapable de réaction.

J'attends que les symptômes inflammatoires soient

disparus; et je place pendant les premiers jours le blessé, dans une gouttière de Bonnet; ou, à son défaut, dans un grand appareil à attelles ordinaires. Aussitôt que je juge le moment propice, j'applique un bandage amidonné, modifié comme il suit.

Je prépare un appareil de Scultet complet sur une attelle postérieure en bois, allant de la fesse au talon; et je couche par-dessus une grande attelle en carton gris, sans colle et épaisse. Toutes mes attelles en carton sont préalablement ramollies à l'eau bouillante et garnies d'une très épaisse couche de coton; plus on en met, mieux on opère.

Sur ce premier appareil, j'étale un second Scultet, destiné seulement à la cuisse; et sur ce second demi-Scultet, je place une attelle en bois, large de 5 à 6 centimètres, recouverte d'une attelle semblable en carton, garni de coton. La longueur de ces deux attelles accouplées est telle, qu'elles partent de l'articulation coxo-fémorale, pour s'arrêter au-dessus du pli du jarret. Je dispose convenablement mon appareil sous le membre malade, en le faisant remonter aussi haut que possible; il est prêt à être appliqué.

A ce moment, je fais tirer énergiquement sur le pied par un aide intelligent, et j'opère la coaptation des fragments; c'est le point principal de l'opéra-tion. Il est indispensable que la coaptation exacte persiste, pendant tout le temps de la confection du bandage.

Je commence donc à appliquer mon premier

demi-Scultet, en ayant soin de placer sur la face antérieure de la cuisse une seconde attelle en bois semblable à la petite, que j'ai déjà placée à la face postérieure, et qui est également doublée de carton et de coton. Ces deux secondes petites attelles vont du pli de l'aine à la rotule, sans remonter trop haut, sans descendre trop bas, parce que plus tard leur compression pourrait être douloureuse.

Le Scultet de la cuisse est en place ; la fracture est réduite et maintenue par ce premier bandage ; la contre-extension se continue.

J'arrive au grand Scultet, qui part de la cheville, pour remonter jusqu'à l'aine. Mais préalablement, je superpose à tout le membre une grande attelle en carton garnie de coton ; cette attelle va du ventre à l'extrémité du pied. Je poursuis ensuite le bandage, depuis le bas de la jambe jusqu'au genou. Là encore, je place sur les régions latérales de la cuisse deux petites attelles en bois garnies de carton et de coton, l'une à l'intérieur et l'autre à l'extérieur. J'ai soin qu'elles soient mesurées de telle sorte, qu'elles n'appuient pas sur les tubérosités articulaires, ni qu'elles ne gênent pas la région supérieure et interne. Ces deux petites attelles latérales sont recouvertes par les grandes attelles en carton anté- rieures et postérieures. Ceci fait, j'achève mon grand Scultet jusqu'à l'aine.

L'appareil n'est pas encore complet : il me reste à immobiliser l'articulation coxo-fémorale. Pour cela, je fais un vaste spica de l'aine, embrassant le bassin, recouvrant la fesse entière, et fixant sous lui l'attelle postérieure en carton, ainsi que l'attelle correspondante antérieure, qui remontent l'une et l'autre très haut. Je ne ménage pas les grandes bandes; et j'applique sur le bassin, le ventre et la fesse une véritable cuirasse amidonnée, qui annihile à la fois les mouvements de toutes les articulations du membre.

Enfin, après avoir fait cesser la contre-extension, je termine par le bandage du pied, en l'emprisonnant dans les extrémités des grandes attelles en carton, qui débordent en bas.

Après cela, je place le membre dans trois grandes attelles en bois, jusqu'à ce que l'appareil soit sec et durci. Deux ou trois jours après, j'enlève ces dernières attelles, et j'abandonne le tout jusqu'à complète guérison.

En résumé, j'applique l'un sur l'autre deux appareils de Scultet amidonnés : le premier, destiné exclusivement à la cuisse ; et le second, qui enserre le membre entier des pieds aux hanches. La fracture est immédiatement maintenue par quatre attelles rigides ; et le membre est immobilisé sur le tronc par deux grandes attelles en carton et le bandage amidonné du bassin.

Si la coaptation a été parfaite, il ne peut pas se produire de déplacement des fragments, et par conséquent de raccourcissement. En effet, le membre reste inerte dans son immobilité ; et rien désormais ne provoque de contractions musculaires. Dans aucun cas, le bandage sec et durci ne peut se raccourcir dans le sens de la longueur, pas plus que le membre qu'il emprisonne étroitement. L'extension et la contre-extension sont maintenues par la rigidité même de l'appareil ; et la coaptation, par les quatre petites attelles latérales de la cuisse.

Cet appareil m'a donné et me donne chaque jour d'excellents résultats.

Digression sur les rebouteurs.

Parler fracture à des médecins de province, c'est être amené tout naturellement à causer des rebouteurs. La question des empiriques et du rhabillage passionne, chaque fois qu'on la soulève ; elle est traitée à tout propos, parce qu'elle est vivace, agaçante et perpétuelle. Quelques aperçus humouristiques ne seront point déplacés dans ce travail.

Moins que tout autre, j'ai été surpris et contrarié de rencontrer des rebouteurs sur mon chemin. J'avais été vivement impressionné, dès mes premières années d'étude, par ce que nous disait le vénérable professeur Janson, dans son cours de pathologie externe. Ancien Major de l'Hôtel-Dieu de Lyon, il aimait à rappeler à ses élèves ce qui lui était arrivé de saillant, dans le cours de sa brillante carrière. Un jour, à sa campagne, il eut un domestique qui se fractura la jambe ; il accourut pour lui donner ses soins. Mais le blessé le remercia, en le suppliant de le faire conduire à la ville chez un

rebouteur renommé. Janson n'eut pas un instant
d'hésitation, et sans autre observation ordonna de
transporter le blessé où il désirait. Il riait de son
bon sourire, en nous racontant cette aventure, et
nous conseillait d'agir de même, à l'occasion.

J'étais à peine installé à Roanne, que Benoît, do- Spiral et ses
mestique de mon père, se brisa la rotule. Je propo- œuvres.
sai mon concours dévoué et gratuit. Benoît me
reçut, comme le serviteur du papa Janson. et se mit
entre les mains de Spiral, rhabilleur alors à la mode.

Ce qu'il y a de bizarre dans ce fait d'observation
journalière, c'est que Benoît était le quatrième et
dernier enfant d'une famille, dont Spiral avait
estropié les trois autres. Son frère aîné avait une
luxation du coude non réduite; sa sœur, une
ankylose du genou, suite d'une arthrite rhumatismale, malmenée pendant de longues semaines par
des manœuvres violentes et intempestives; et son
second frère boitait, à la suite d'une fracture de
cuisse au tiers supérieur, consolidée vicieusement.
Benoît vit toujours, marche difficilement, et possède une rotule, dont les deux fragments sont séparés par un intervalle d'au moins 15 centimètres.

Je me suis souvent demandé la cause inexplicable
de la confiance aveugle, que les rebouteurs inspirent
aux masses. Ce n'est pas uniquement par le prix
modeste qu'ils réclament; car les riches personnages,
qui forment une bonne partie de leur
clientèle, ne se laissent pas diriger exclusivement
par un mobile d'économie pure, lorsqu'il s'agit de

leur santé. La raison est ailleurs ; on la devinera sans peine, si on ose faire une incursion dans le labyrinthe des faiblesses humaines. Chacun dans sa petite sphère aspire à étaler, même dans ses misères, une supériorité relative sur le commun des mortels. Lorsqu'il survient un accident, il se produit la plupart du temps dans des circonstances, qui prêtent à rire. S'il n'en résulte que des contusions ou des désordres peu sérieux, le cas n'est pas remarquable par lui-même, et reste classé parmi les imprudences et les maladresses. Si au contraire vous pouvez annoncer, que vous avez eu des os brisés en trois ou quatre fragments, vous êtes à peu près assurés d'inspirer un grand intérêt. Les fractures simples courent les rues ; mais les fractures, à quatre ou cinq fragments, sont des fractures de luxe, qui vous valent une certaine notoriété.

Les rebouteurs le savent fort bien ; aussi tout pour eux est fracture, et fracture à nombreux éclats d'os. Ils en pansent et guérissent par douzaine ; huit jours font l'affaire.

Obs. IX. — *Les sept fractures de M. de F...* — Un M. de F..., s'il vous plaît, gros employé du P. L. M., était tombé en descendant de wagon, et s'était contusionné le ventre et le bassin. Transporté à l'hôtel, il reçut les soins du médecin de la Compagnie, qui prescrivit un traitement approprié, en annonçant que le blessé en avait pour une quinzaine, avant d'entrer en convalescence.

Au bout d'une semaine, M. de F..., impatient de

recouvrer sa liberté, et surtout convaincu par ses
nombreux amis, tous de haute volée, qui le visi-
taient, fit appeler le sieur Saxebit, rebouteur dont
la réputation était à son aurore. Celui-ci accourt
précipitamment ; et le voilà en train de palper, mas-
ser, frictionner dans tous les sens; et de presser
énergiquement et à maintes reprises sur les points
les plus douloureux. Le blessé souffrait cruellement
de ces violences ; mais il reconnaissait parfaitement,
à chaque douleur vive, que quelque chose se remettait en place. Le rebouteur ne le laissait pas ignorer,
et s'écriait à de courts intervalles : « Bon ! en voilà
« encore un de remis ». Enfin, au bout de vingt-
cinq minutes d'efforts soutenus et de cris plaintifs,
le malade et Saxebit suaient sang et eau ; mais
« tout était arrangé ». Le bassin était brisé en plusieurs endroits, et le rebouteur avait compté jusqu'à
sept morceaux.

Le soir, il n'était bruit, dans les cercles, les cafés
et les salons, que du prodigieux talent de Saxebit,
et de la bonne fortune de M. de F..., qui avait eu
l'heureuse inspiration d'appeler à son aide un aussi
habile opérateur. Inutile d'ajouter que, huit jours
après, M. de F... reprenait son service. Mais il avait
eu le bassin brisé en sept morceaux; cela n'arrive
pas au premier venu.

Une seconde cause du succès des rebouteurs dans
le monde des croyants, c'est qu'ils s'attachent à faire
crier les patients, quelque soit du reste le mal pour
lequel on réclame leur intervention. Comme il y a

toujours des os démis, des côtes enfoncées, des veines étendues, des nerfs étirés, des organes décrochés, etc., il est indispensable, pour tout remettre en place, de longuement tirailler, presser, comprimer, et en définitive faire crier. Il n'y a pas de guérison possible sans cris ; rien ne s'arrange sans douleurs.

J'ai en réserve une provision d'indulgence ; mais j'en veux aux rebouteurs pour ces manœuvres grossières et ces tortures inutiles et dangereuses. Voici en effet ce qui en résulte : Dès qu'il m'arrive une fracture, et que je la place dans un appareil provisoire, pour attendre la résolution de l'engorgement traumatique, ou la disparition de l'inflammation, le blessé est mécontent, et se plaint qu'il n'est pas arrangé. La famille et les amis geignent à l'unisson ; et des lettres de hauts protecteurs pleuvent dans mon cabinet, pour me rappeler au devoir, et réclamer instamment, que je ne tarde pas plus longtemps à arranger ce pauvre père de famille, qui a tant besoin de travailler, qui... dont... auquel..., etc.

Les jeunes confrères sont exposés, malgré leur science et leur prudence, à être remerciés et remplacés par un empirique. Il convient de prendre le temps et les hommes comme ils sont. Je conseille d'agir d'autre sorte ; et de battre les rebouteurs avec leurs propres armes.

Quand une fracture entre dans mon service, et qu'il n'y a pas de danger d'agir ainsi, je fais pratiquer par des aides une traction modérée dans le

sens de l'extension et celui de la contre-extension. Je
me rends un compte exact des désordres, et j'exerce
quelques pressions sur les points sensibles. Lorsque
le blessé témoigne par des signes non équivoques
qu'il est convaincu, je déclare la fracture réduite ;
et j'applique un bandage provisoire, muni d'attelles
lâchement maintenues. Tout le monde est satisfait ;
et je puis attendre l'époque propice pour poser l'appareil définitif.

Je ferais un gros volume des cas où j'ai eu à traiter les funestes conséquences des appareils empiriques, appliqués trop tôt sur un membre tuméfié et
enflammé ; et des observations de lésions graves,
telles que gangrène, arthrite, tumeurs blanches,
ankylose, consolidation vicieuse, amputation, etc.,
conséquences directes de manœuvres brutales des
rebouteurs et de leur audacieuse témérité. Je n'insiste pas davantage: on le répète chaque jour sur
tous les tons. C'est chose connue et jugée.

En médecine comme partout ailleurs dans la vie,
le savoir peut beaucoup, mais le savoir-faire sert
davantage. Les rebouteurs en ont un à leur disposition, qui ne manque pas d'originalité et qui touche
juste.

Il existe quelque part dans la cervelle humaine
un coin secret, que n'a pas découvert le scalpel, et
qui est le siège de l'aspiration au merveilleux et de
la soif de l'impossible. La minuscule parcelle cérébrale, qui sécrète ce besoin impérieux de notre
nature, se rencontre dans les têtes les mieux équili-

brées. Les effets de l'éducation, les hautes études morales et philosophiques tendent à atrophier les cellules primitives et imparfaitement organisées. Leur vitalité puissante les met à l'abri de la destruction ; et les fait se reproduire et se multiplier à l'infini, dès qu'elles rencontrent des conditions favorables à leur développement.

Cette explication donne la clef des prodigieux bouleversements de bon sens et des inqualifiables aberrations, qu'on observe dans le monde, à toutes les époques, en médecine seulement et en démonographie.

Bourgade et Don Quichotte.

Je vous présente le rébouteur Bourgade, grossier paysan, mal léché, sans instruction, imprégné des pénétrantes senteurs de l'eau-de-vie et de l'étable. Regardez-le entrer sournois et malin, dans un riche appartement, tirailler, brutaliser, torturer un membre délicat couvert de mousseline et de fines dentelles. Il débite sans sourciller les plus monstrueuses inepties ; et couvre de sa voix nasillarde et traînante les plaintes et les gémissements de sa victime.

Vous croyez sans doute, que les témoins de cette scène de sauvagerie vont se révolter, et mettre un terme à cette barbarie ? Retournez-vous ; et vous verrez, autour de la malade en syncope, des hommes intelligents et instruits, des favoris de la fortune et de la gloire, recevoir en pleine face ce débordement de sottises et d'insanités, encourager la patiente et applaudir au bourreau ! On se demande vraiment avec une étrange surprise, quelle puissance magique et surnaturelle a subitement obscurci leur bon sens et noué l'aiguillette à leur intellect !

C'est assez simple à expliquer. La bête a pris le dessus, et ses cellules cérébrales atrophiées ont retrouvé pour un instant un aliment favorable à leur prolification. L'irrésistible attrait de l'impossible comprime les révoltes de la raison. Voilà pourquoi ces personnages du meilleur monde s'inclinent avec respect devant le don mystérieux du grossier rebouteur.

Car le rebouteur, vous l'ignorez peut-être, a reçu d'en haut un don, privilège de famille, qui se transmet de génération en génération. Ce don mirifique tombe à sa naissance, sur la tête du fils aîné, qui doit succéder à son père ; ses frères n'en héritent pas, quoi qu'il advienne. Quelquefois, mais rarement, la fille aînée en retient une faible part. On connaît, aux environs de Roanne, la mère Blanche, qui a été exceptionnellement favorisée, et qui en a largement usé par la suite.

François Bourgade, fils aîné du vieux Bourgade, a trois frères, qui tous les trois ont vainement essayé de s'ouvrir une carrière *dans les os,* sous le patronage du nom de leur père. François seul a réussi, parce qu'étant l'aîné, il avait seul le don. Son second frère, à force d'obstination et de travail, est parvenu à se faire recevoir officier de santé. Il exerce la médecine dans le même pays que François ; mais quand on vient chercher Bourgade, c'est à François qu'on s'adresse, et non à son frère qui n'a pas le don.

Le don de François Bourgade est merveilleux entre tous, et dépasse la limite de la simple fracture et des os démis. Il lui permet de relever la *mère* aux femmes, et le *mâcle* aux hommes.

Obs. X. — *Double péritonite. Mort.* — Un granger de M. A.... de Saint-Nicolas des Biefs, porteur d'une énorme hernie inguinale réductible, recevait dans le courant de juin 1882, un coup de pied de vache dans le bas-ventre. Pendant deux jours, il se plaignit de coliques, et ne put faire rentrer sa hernie. Dans le même moment, son fils qui demeurait avec lui, avait une jeune femme accouchée depuis deux mois, qui se remettait lentement.

Voyant son père souffrir, il prit sur lui de lui proposer un médecin. « Vous n'avez pas voulu de médecin pour ma femme, lui dit-il, je vais l'aller quérir pour vous. — Le dommage causé par une vache, répondit le père, n'est pas l'affaire des médecins ; ils n'y connaissent rien, pas plus que pour la maladie de ta femme. Va me chercher François Bourgade, nous lui donnerons ce que nous voudrons (ny doune ce quan vout). »

François arrive, reconnaît que le *mâcle* est déplacé, et se met à manipuler avec violence la hernie et le ventre du malheureux vieillard. Puis il passe à la femme, dont il affirme que la *mère* n'a pas été remise en place ; et lui broie le ventre, jusqu'à ce qu'il soit certain d'avoir mis à la raison la *mère* indocile.

Six à huit jours après, le vieux père et la jeune

femme prenaient le chemin du cimetière, à quarante-huit heures d'intervalle l'un de l'autre, emportés tous deux par une péritonite.

Obs. XI. — *Priapisme. Manœuvres insensées. Mort.* — Le don nous a valu bien d'autres prodiges. Il y a quelques années, le jeune G... de Villerest épousait la fille M... de Saint-Maurice. A cette occasion, il y eut joyeuse fête ; si bien que parmi les convives folâtres, il s'en trouva trois, qui résolurent de faire une bonne plaisanterie à leur heureux ami. Au dessert, ils mêlèrent adroitement une pincée de poudre de cantharides au breuvage de l'époux.

La farce était atrocement mauvaise ; mais le jeune marié ne s'en plaignit pas, tout d'abord. Cependant, quelques jours après, il se vit contraint de venir exposer au Dr F... le singulier effet, que lui avait produit le mariage : depuis la première nuit de ses noces, il n'avait pas mis bas les armes. Ce priapisme surprenant n'avait pas à ses yeux tout le charme désirable, et commençait au contraire à lui paraître passablement gênant. Le docteur conseilla vainement sangsues, grands bains, préparations camphrées, bromurées, belladonées, etc., rien n'y fit ; il s'adjoignit un second confrère, le Dr T... En prêtant l'oreille, le malade crut saisir quelques bribes de leur conversation. Après le départ des médecins, il dit à sa femme : « As-tu entendu ce qu'ils ont dit ? Il paraît que je me suis rompu quelque chose. Si c'est ça, ils n'y entendent goutte ; cours me chercher François. »

Le rebouteur examine et s'écrie : « Ouhé! ces jeunes maris vont si fort; ils se font forçure. Vous vous êtes fait forçure. » A ces mots, il se met à manipuler avec tant de violence, que pendant la même nuit, il survint une vive inflammation avec enflure et dysurie. La femme courut une seconde fois chercher François, qui revint le lendemain, et dit sans se déconcerter : « Nous le guérirons bien ; mais je veux être assisté de Don Quichotte. » Don Quichotte est un officier de santé complaisant, qui habite les parages de François, et qui a été surnommé ainsi par les paysans. François et son copain voient le malade ; Don Quichotte examine à son tour, s'extasie sur la singularité de la forçure, fait recommencer les manipulations ; puis, avant de se retirer, écrit sous la dictée de François le traitement à suivre à l'avenir.

Malgré les efforts combinés de ces deux illustrations, le mal ne fit qu'empirer. Des phlegmons s'abcédèrent dans tous les sens, sur les organes génitaux, et sur le bas-ventre. La suppuration, les douleurs, la fièvre hectique, épuisèrent le malade, qui s'éteignit dix-huit mois après, au milieu des plus atroces souffrances.

Dans l'intervalle, le Dr P... ayant appris cette lamentable histoire, porta contre le rebouteur une plainte en justice de paix du canton. L'officier de santé se présenta, et prit sur lui la responsabilité du traitement. François fut renvoyé de la plainte, avec les égards dus à l'innocence persécutée.

François est un paysan madré ; il a échappé ainsi à une dizaine de plaintes portées contre lui ; il s'est mis sous le patronage de l'officier de santé, qu'il appelle fréquemment auprès de ses clients. Don Quichotte préside le travail, palpe sa part d'honoraires, endosse la responsabilité, et au besoin signerait les certificats. Ce n'est pas plus malin que ça !

Le don de rhabillage est parfois acquis au fils du vivant de son père, à un âge qui ne comporte pas habituellement l'exercice de ce privilège. Le fameux Ruissel ne perd pas une occasion de célébrer ses exploits et de préparer l'avenir de son fils aîné. Tous les auditeurs lui sont bons. et il sait se mettre suivant les cas à la portée de chacun d'eux.

Un dimanche, sur les onze heures du matin, il rencontre un de nos vétérinaires des plus instruits, ancien lauréat de l'école de Lyon, doué de beaucoup d'esprit naturel et qui possède à un haut degré le talent de faire parler, de retenir et de conter. Ruissel, entraîné par son sujet, par l'attention bienveillante et les signes approbateurs de son sarcastique auditeur, termina son intarissable récit par une apologie paternelle, qui mérite d'être reproduite. « Tenez, pas plus tard que ce matin, je me préparais à aller à la messe, que je ne manque jamais. J'avise en haut d'un rayon un paquet déplacé ; je monte sur une chaise, et le descends brusquement, avec effort. Je sens aussitôt dans les reins une violente douleur ; et me voilà étendu à terre, dans l'impossibilité de faire un mouvement. J'appelle mon fils, et je lui dis : « Voilà ce que j'ai ; donne-moi le coup » ; « il me donna le coup ; et à l'instant même je me suis relevé guéri, et suis allé à la messe. Vous voyez : je ne sens plus rien. Il est déjà très fort, le gaillard ! »

Le don fait merveille ; malheureusement il arrive, par-ci, par-là, qu'il entre en sommeil, et subit la funeste influence de la maligne fée. Cape venait de succéder à son père, qui lui avait laissé, avec un maigre héritage, une brillante réputation de rhabilleur. Cape s'élança sur les traces de son père, avec une assurance et une hardiesse digne du don qui l'inspirait. Pendant deux ans, il vécut de ses succès. Hélas ! quel mauvais génie devait le faire piteusement échouer au seuil de la gloire !

Obs. XII. — *Comment on lève les sorts.* — Un jour, il est appelé au loin dans la montagne, pour guérir un cultivateur, cloué sur son grabat par une sciatique. Cape opéra patiemment et longuement, remit en place bien des os démis et des veines détendues, sans obtenir de soulagement marqué. Deux fois il revint, à quelques jours d'intervalle, sans plus de résultat. Au quatrième voyage, prévoyant que sa réputation allait subir une grave atteinte, il avait imaginé une échappatoire hardie et bien combinée :

« Bah ! ce n'est pas étonnant que je n'y puisse rien ; c'est un voisin qui vous a jeté un sort. — Un voisin, qui m'a jeté un sort? Mais je n'ai pas de voisin, qui m'en veuille. — C'est pourtant la vérité ; il faut que je le connaisse pour lever le sort, autrement vous ne guérirez pas. — Comment le reconnaître? — Donnez-moi la courroie, qui attache vos pantalons; je la jetterai en l'air; et quand elle sera retombée, le côté vers lequel se dirigera la boucle sera celui, dans la direction duquel demeure votre méchant voisin. »

La courroie est remise entre les mains du rebouteur et lancée en l'air. La famille se précipite inquiète, regarde la direction de la boucle et pousse des cris de surprise, d'indignation et de vengeance. Le talisman indiquait précisément une habitation, dont on n'aurait jamais soupçonné le propriétaire, ami intime du malade, de tant de malices et de fourberies. Cape triomphait : « Voilà qui est fâcheux! Ça arrive bien à d'autres. Je reviendrai pour lever le sort. »

Parmi les assistants interdits, se trouvait par hasard un ouvrier du voisin accusé de sortilège. Il se hâte de partir sans bruit, et de raconter ce qui se passe à son maître. Celui-ci, homme déluré et sans préjugés, quitte son travail, s'arme d'une branche de fagot, et s'avance d'un air bonasse à la rencontre de Cape, qui repartait tout fier de son ingénieuse inspiration. « Eh bien, Cape, on lui a donc jeté un sort? — C'est, ma foi, bien vrai! — C'est moi, paraît-il, qui le lui aurais jeté? — La courroie l'a dit, assurément. — Et tu vas revenir bientôt pour lever ce sort? — Dans deux jours, ce sera fait. — Ce n'est pas la peine d'attendre si longtemps, mon brave Cape, je vais le lever à l'instant même. »

À ces mots, il tombe à bras raccourcis sur l'infortuné Cape, lui administre la plus belle volée du monde, et le laisse à demi mort sur la place. On ramena Cape à son domicile, et il en fut quitte pour trois mois de lit. J'ignore si le sort a été levé. Ce que je puis certifier, c'est que le don s'est évanoui sous les coups de triques, et que Cape a complètement délaissé la carrière de son père.

Le don a cela de commun avec la plus belle moitié de l'espèce humaine, qu'il est parfois fantaisiste et capricieux. Nous l'avons vu devancer l'âge ; nous venons d'assister à son évanouissement prématuré ; nous allons le surprendre, au moment où il se réveille, puissant et irrésistible, après un sommeil de quarante ans.

Saxebit, employé du P.-L.-M., a commencé, il y a quinze ans, par aider le médecin de la gare à panser les contusions, les plaies et autres accidents, si fréquents chez ce nombreux personnel. Plus d'une fois, il assista le docteur dans l'application de quelques menus bandages, les cas sérieux étant envoyés à l'hospice. Bientôt, sans attendre le médecin, il fit les premiers pansements ; et acquit ainsi, parmi les employés du chemin de fer, une réputation qui ne franchissait pas l'enceinte de la gare, et se spécialisait sur les blessures légères et les bobos.

Le cas de M. de F..., que j'ai conté plus haut, fut la première étape de son prestige, et fit du coup une situation nouvelle à Saxebit. Toutefois, l'âge de la retraite allait sonner, et la clientèle n'était pas assez fidèle ni assez lucrative, pour lui laisser entrevoir des jours tissés de soie et d'or. Du reste, l'étoile de Ruissel et celle de Bourgade éclipsaient l'astre naissant, et refoulait le pauvre Saxebit dans sa modeste obscurité. C'est alors qu'il eut un trait de génie, et que j'entre en plein dans son orbite.

Le 19 décembre 1873, je précise, afin de prouver combien il faut peu de temps et d'efforts pour parvenir à l'apogée de la gloire; le 19 décembre 1873, dis-je, dans un accident de voiture, je me fracturai la jambe, au niveau de l'extrémité tibio-tarsienne. Cette fracture était grave, en ce sens qu'elle menaçait d'entraîner une raideur ou une boiterie. Mon excellent ami, le Dr Reuillet, me prodigua les soins les plus dévoués et les plus intelligents. Je guéris dans le temps voulu, sans la moindre infirmité.

Mon aventure avait nécessairement fait du bruit. On n'exerce pas la médecine dans un pays depuis vingt ans; on n'est pas chirurgien en chef d'un hospice pendant de longues années, sans être connu, ni sans éveiller la sympathie, lorsqu'il vous arrive un pareil accident. Saxebit le comprit, et se mit traîtreusement à répandre le bruit qu'il me traitait secrètement. Il appuyait cette insinuation perfide par des allées et venues ménagées, qu'il avait soin chaque fois de faire remarquer, sous le sceau d'une absolue discrétion, à des témoins disposés à croire et à répéter.

J'étais loin de soupçonner ce manège; et nous

fûmes longtemps, mes amis et moi, à ignorer ces agissements. Quand je l'appris, tout le monde le savait, le racontait et en était persuadé. Il n'y eut pas à y contredire; on répondait finement à mes dénégations indignées : « Bien, bien; n'en parlons plus. Vous ne voulez pas que ça se sache ! »

La renommée porta la gloire de Saxebit aux quatre coins de l'horizon; et chanta les louanges du rebouteur dans la chaumière et au château, dans la boutique et les comptoirs, dans la ville et dans les campagnes. Il serait inutile aujourd'hui d'essayer de dissuader des convaincus malins, et de rétablir la vérité. Il ne se passe pas de semaine, qu'à propos d'un accident quelconque, on ne me demande en confidence, si ce n'est pas Saxebit qui m'a soigné et guéri. La franchise de ma réponse n'obtient pas le moindre succès, *même auprès des classes les plus instruites et les plus élevées de la société.*

Il y a trois ou quatre ans, mon confrère Reuillet se fractura l'épaule, au niveau de l'articulation scapulo-humérale. Je lui rendis à mon tour le service, qu'il m'avait rendu quelques années auparavant. Saxebit adopta la tactique, qui lui avait si bien réussi, une première fois. Reuillet demeure au premier d'une belle maison, à large vestibule d'entrée, au centre de la ville. Plusieurs fois par jour, on voyait Saxebit se promener sur le trottoir devant la maison, entrer dans le vestibule ou en sortir. Puis il parcourait la ville, racontant l'accident, dépeignant la peine qu'il avait de triompher des indocilités du blessé, et annonçant malgré tout une terminaison heureuse. Un jour même, dans son cabinet, s'était présenté un Monsieur de riche désinvolture ; il l'arrêta net, en disant : « Attendez-moi un instant ; je vais voir en quel état se trouve l'appareil que j'ai posé au Dr Reuillet, et je suis à vous. » Il sortit de la chambre, se promena pendant un quart d'heure dans la cour intérieure, et revint, en annonçant avec une satisfaction sincère, « que le péril était conjuré, et que tout allait pour le mieux ».

On ne saurait se persuader, que d'aussi pauvres inventions se propagent et fassent fortune dans une ville de 25,000 âmes, au milieu d'une population éclairée, qui semble voir et comprendre ; et de personnes qui vous connaissent, vous visitent, ont confiance en vous, et apprécient vos mérites. Eh bien ! cette idiote invention de Saxebit a fait sa réputation. Il tient cabinet en robe de chambre éclatante et en bonnet grec éblouissant. Il rhabille le jour ; il rhabille la nuit, il court par monts et par vaux ; les plus huppés encombrent son salon ; les Ruissel et les Bourgade sont distancés de plusieurs longueurs. Voilà ! !

CHAPITRE IV

CONTRIBUTION A LA CHIRURGIE PRATIQUE
(*Suite*).

B. — Traumatisme du système cérébro-spinal.

B. Attardé sur la voie de l'empirisme, je me hâte

de rentrer dans les questions de chirurgie, plus dignes d'intérêt.

Règle générale : on ne se méfie pas assez des chutes graves, qui n'entraînent pas de conséquences immédiates. Un enfant, un adulte, tombent d'un lieu élevé, et en sont quittes pour quelques contusions. Ils reprennent leurs occupations accoutumées ; on croit que tout est terminé. Si on les suit dans la vie, il n'est pas rare d'observer, huit ou dix ans plus tard, des désordres sérieux dans leur organisme, qui sont restés à l'état latent, jusqu'au moment où ils sont devenus irréparables. Le médecin, appelé pour constater le fait accompli, ne peut en soupçonner l'origine, s'il n'a pas la connaissance exacte des antécédents.

Aujourd'hui que les médecins commencent à s'apercevoir, qu'on ne nourrit pas sa famille, ses serviteurs et ses chevaux avec des coups de chapeaux et des témoignages platoniques de gratitude ; dans nos rudes temps de renchérissement des denrées et des besoins de conforts coûteux, l'or, ce vil métal, tend à se substituer dans les somptueux salons des excellences médicales, comme aussi dans l'humble cabinet du médecin de campagne, aux salamalechs et aux protestations de dévouement. Pour ma part, je n'ai jamais rien lu d'aussi vrai, que la fine observation de Guy-Patin, racontant mélancoliquement : qu'au début de sa carrière, il rougissait lorsqu'on lui offrait de l'argent ; et que sur ses vieux jours, il rougissait bien davantage, lorsqu'on ne lui en offrait pas. Je suis depuis fort longtemps de l'avis du vieillard ; et vais plus loin, si c'est possible : en recevant mes honoraires, je tiens quitte de la reconnaissance. Bien m'en prend du reste : on change à notre époque de médecin, comme de vulgaires fournisseurs. Avec son argent, on va où l'on veut.

Il est vrai que ce système présente des inconvénients. Il y a avantage incontestable à conserver le médecin de la famille, qui connaît les prédispositions héréditaires, les tempéraments, les suceptibilités et les antécédents de chacun. Il peut rendre d'éminents services dans des maladies, dont un nouveau venu est dans l'impossibilité matérielle de démêler la nature et les causes.

Je n'ai pas perdu de vue plusieurs jeunes gens, que j'ai soignés dans leur enfance pour des accidents sérieux. Presque tous ont été atteints, quelques années plus tard, de désordres résultant de cet ancien traumatisme, sans que la famille, ayant changé de médecin, se soit doutée de l'origine du mal, et par conséquent des probabilités du pronostic. En voici un exemple :

Obs. XIII. — *Lésion par contre-coup du cerveau.* — J'étais appelé, il y a un an et demi, à Juré, auprès d'un enfant de dix-huit mois, qui avait roulé six escaliers, et s'était fait une large plaie au front. L'enfant, gros et gras, appartenait à une famille de cultivateurs aisés et bien portants. Il commençait à marcher en se tenant aux chaises, disait papa et maman, et bégayait un riche jargon, intelligible pour les siens. Sans être trop avancé, il n'était pas en retard, avait fort bien teté au sein, et présentait une langue ordinaire, sans anomalie du filet. Le mois passé, un de mes confrères me parla de cet enfant, parvenu à l'âge de quatre ans, toujours frais et rose, intelligent et affamé, qui ne prononçait pas d'autres paroles que papa et maman. Le cas était, pour lui, embarrassant et sans explications plausibles. Je lui racontai l'accident survenu à cet enfant, dix-huit mois auparavant, et la contusion grave à la bosse frontale gauche. Il est permis de supposer que la région correspondante du cerveau a été lésée, et que le langage articulé aura beaucoup de peine à se développer dans l'avenir.

Obs. XIV. — *Lésion par contre-coup de la moelle.* — J'ai donné des soins, il y a douze ans, à un négociant frisant la quarantaine, à qui il était arrivé un étonnant accident. Il voyageait dans une américaine, le cocher sur le siège, et lui sur la banquette de derrière. A un moment donné, le cheval prit peur et s'emporta. La voiture vint accrocher un tronc d'arbre ; et la capote vola en l'air, emportant banquette et voyageur. Ce dernier se trouva, sans avoir eu le temps de le sentir, assis sur la route, *bauché en place.* On le reconduisit à Roanne ; il éprouva pendant quelques jours des étourdissements ; et je lui donnai des soins, tant qu'il ne me parut pas rétabli.

Une ataxie locomotrice s'est déclarée depuis un an ; et son médecin ne peut l'expliquer par aucune prédisposition diathésique. Je ne doute pas que cette maladie mortelle ne soit la suite de sa chute directe et d'aplomb sur le coccyx.

OBS. XV. — *Déformation thoracique.* — Les défor-- mations thoraciques sont la conséquence fréquente de ces lésions cérébro-spinales. Mademoiselle A... de Lay, dix-neuf ans, bien réglée, présente les apparences d'une excellente santé. Elle n'a pas habité d'apparte- ments humides, appartient à des ouvriers laborieux et sains, et exerce une profession salutaire à sa santé.

Malgré ces bonnes conditions hygiéniques, elle est atteinte, depuis trois ans, d'une déformation tho- racique, qui augmente chaque jour, et lui contourne fort désagréablement le torse. Le côté droit est énormément développé; et coïncide avec une incur- vation correspondante de la colonne vertérable; et l'atrophie considérable du côté gauche. Le corps s'incline à gauche pendant la marche, et la bosse droite s'exagère par ce mouvement instinctif. Cette jeune fille, dont les frères et les sœurs sont vigou- reusement constitués, ne sait à quoi attribuer son infirmité. Or, il y a huit ans, elle a fait une chute dans un escalier en pierre, et a roulé quinze mar- ches sans trop d'avaries. Je suis convaincu, que sa déformation date de cette époque; et qu'elle a été reconnue, il y a trois ans seulement, lorsqu'elle de- venait évidente par ses progrès.

Je sais bien que la connaissance de l'origine des blessures ne suffit pas pour en prévenir les consé- quences; mais c'est un point qu'il ne faut pas perdre de vue. Il fixe l'attention de la famille et du médecin ; et donne l'éveil sur le début des manifestations morbides, qu'on peut quelquefois enrayer, quand on s'y prend à temps.

On rencontre des lésions de la colonne vertébrale qui simulent le mal de Pott, et dont le pronostic est beaucoup moins désespérant. Ces lésions s'observent en général sur l'adulte. En voici deux observations typiques.

Obs. XVI. — *Luxation vertébrale.* — M. B..., de Renaison, est un solide gaillard de vingt-sept ans. Il y a un an, il fit une chute sur le dos, en portant une hotte pesamment chargée ; à l'instant même, il éprouva une douleur violente dans les reins et le bras droit. Depuis cette époque, il souffre des lombes, digère mal, vomit souvent, sent ses jambes faibles, et est incapable du plus petit effort. En l'examinant de près, j'ai constaté une saillie peu apparente de la dernière vertèbre dorsale. Ce mal résistera à tous les moyens, parce qu'il y a déplacement et luxation de la vertèbre, et par suite compression de la moelle.

Obs. XVII. — *Incurvation de la colonne, plusieurs années après le traumatisme.* — M. F. M..., dix-huit ans, jeune homme grand et fort, n'a aucun antécédent héréditaire, prédisposant à ce qui lui est si inopinément survenu. Pendant qu'il se préparait à la Centrale en 1880, il fut atteint de la rougeole. Trois mois après, il fut pris de maux de reins intenses, et en même temps d'une mollesse telle, qu'il travaillait sans goût, et restait étendu tout le long du jour. Les plaisirs des vacances n'avaient aucun charme pour lui ; et le changement subit opéré dans sa nature et son caractère, joint aux souffrances dont il se plaignait sans cesse, plongeait sa famille dans une vive inquiétude. Je l'examinai à diverses reprises, et l'interrogeai sur tout ce qui pouvait m'inspirer des soupçons. J'analysai ses urines, et ne découvris rien qui me fournît l'explication de ce malaise persistant et de cette transformation soudaine. Du reste, l'appétit était excellent, et l'état général satisfaisant. J'accusai le rhumatisme, tout en faisant mes réserves sur une néphrite latente, suite de sa rougeole mal sortie et pauvrement soignée ; quelques autres accidents bénins et intercurrents me fortifiaient dans cette opinion.

J'en fis part au Dr R. Trippier de Lyon, qui ne trouva rien à l'examen microscopique, ni à l'observation minutieuse des reins, des lombes et des organes splanchniques, qui lui permît de diagnostiquer une maladie rénale ; il se retrancha comme moi derrière le rhumatisme. Le Dr Dujardin-Beaumetz, après avoir, sur ma recommandation pressante, examiné comme il sait le faire le jeune M., ne reconnut rien d'anormal, admit à son tour le rhumatisme et conseilla la diète lactée.

Ceci se passait dans les premiers jours de janvier 1882. Le malade resta à Paris jusqu'à Pâques, nous écrivant : tantôt qu'il allait beaucoup mieux ; tantôt que ses douleurs de reins étaient en recrudescence. Quel ne fut pas mon étonnement, au milieu d'avril 1882, de trouver une énorme saillie des trois dernières vertèbres dorsales, sensible même au travers des vêtements. Les parents, à première vue, avaient été surpris, sans.en soupçonner la cause, de trouver M... plus petit, et raccourci très évidemment de 2 à 3 centimètres. Quant à lui, il s'était à peine aperçu de cette déformation; et n'y avait prêté aucune attention, parce qu'elle s'était produite lentement, sans secousse, dans le courant des trois derniers mois.

Je puis certifier, qu'elle n'existait pas en décembre. Elle n'aurait pas échappé à l'examen de MM. les docteurs Dujardin-Beaumetz et R. Trippier, ni à la tendre sollicitude d'une mère, qui ne cessait, chaque matin, pendant les vacances, de palper dans tous les sens la région malade.

En face de cette étonnante découverte, je n'hésitai pas à accuser un accident ancien, dont on devait avoir perdu la mémoire. Le jeune homme, en recueillant ses souvenirs, finit par se rappeler, qu'à l'âge de huit ans, il était en pension à Lyon. Un jour, les élèves jouaient sur les fortifications, et s'amusaient à jeter au bas des remparts les coiffures, dont ils parvenaient à s'emparer. Dans une bousculade malheureuse, M..., culbuté le long des talus, roula au fond du fossé. Une syncope s'en suivit; mais quelques instants après, le blessé reprenait ses sens, et rentrait à la pension, sans plus de dommage apparent.

La lésion de la colonne vertébrale date assurément de cette époque. Latente pendant huit ans, elle s'est manifestée, il y a vingt-quatre mois, par des douleurs de reins persistantes, et l'allanguissement des forces musculaires. Il est probable que le corps des trois vertèbres écrasées est devenu le siège d'une ostéite interstitielle, accompagnée d'une lente résorption du tissu osseux. A un moment donné, les vertèbres se sont graduellement affaissées dans l'espace de trois mois; et l'incurvation saillante de la colonne s'est produite, sans compression de la moelle.

M. Galante a construit un corset tuteur pour le malade, qui se sent très bien soutenu, et n'éprouve plus de souffrances ni de faiblesse. J'ai tout lieu de supposer, que la colonne se consolidera dans cette position vicieuse ; et qu'on n'aura jamais à combattre des abcès ossifluents ni d'autres complications.

Ces observations précisent les points importants, que j'ai désiré mettre en relief. On devra se méfier des chutes de haut lieu, et des accidents graves, qui se produisent dans un temps plus ou moins éloigné, sans lésion immédiate apparente. Il sera prudent de prévenir les familles des conséquences possibles, et de surveiller la colonne vertébrale, ainsi que les plus petites manifestations morbides, longtemps après l'accident.

J'ai observé, que les gibbosités de la colonne vertébrale, bien postérieures au traumatisme, se guérissent habituellement sans suppuration et par de la colonne
vertébrale. résorption du tissu osseux, lorsqu'elles siègent sur plusieurs corps de vertèbres à la fois, et surviennent chez l'adulte. La moelle, qui n'a pas été atteinte directement par le déplacement des os, s'accommode de sa situation nouvelle, et continue à fonctionner règulièrement. Si, au contraire, l'accident a occasionné la saillie d'une seule vertèbre, bien que le déplacement soit peu sensible, on se trouve en face d'une subluxation avec compression plus ou moins manifeste de la moelle. Dans le premier cas, le blessé guérit presque toujours; dans le second, il traîne une malheureuse existence, sans espoir d'une terminaison favorable.

Voilà ce qui m'a fait insister sur la nécessité de scruter avec une minutieuse attention chaque point de la colonne vertébrale, après un de ces accidents heureux, qui peuvent entraîner des conséquences irrémédiables. Sur le moment, le blessé ne sent pas de malaises bien précis, quand la subluxation est légère et inappréciable à un examen superficiel. Il reprend ses travaux accoutumés, mais ne recouvre pas entièrement ses forces et son courage. En attendant, la moelle comprimée faiblement se congestionne, s'enflamme, distribue irrégulièrement l'influx nerveux, et commence l'évolution pathologique, qui aboutira prochainement au ramollissement et à la paralysie.

J'ai souventes fois rêvé, qu'il serait possible de Leur
traitement. réduire ces luxations imperceptibles de la colonne vertébrale; j'ai toujours reculé devant les recom--

mandations classiques. Et cependant, j'ai recueilli deux curieuses observations, qui sont faites pour entretenir le doute dans mon esprit.

Obs. XVIII. — *Réduction spontanée d'une luxation vertébrale.* — Un soir, on amène dans mon service un jeune plâtrier de 21 ans, qui venait de se laisser choir de 8 à 10 mètres de hauteur. La colonne vertébrale était luxée au milieu des reins; et le blessé, complètement paralysé de la vessie et des membres inférieurs, présentait le plus piteux état. Je le sondai, et l'étendis sans plus tarder sur une grande gouttière Bonnet. A ma visite du lendemain, je ne le retrouvai plus dans son lit; et j'appris que, deux ou trois heures après mon départ, il avait senti son articulation vertébrale se remettre en place. Aussitôt, les jambes et la vessie avaient recouvré leurs fonctions; le malade s'était levé, et avait gaiement regagné à pied son domicile. C'était une simple luxation vertébrale, réduite par la station horizontale sur un plan résistant.

Obs. XIX. — *Réduction provoquée d'une luxation vertébrale.* — Une autre fois, on transporta dans nos salles un homme de 45 ans, qui était tombé du haut d'un fenil sur le sol durci de la grange. Il présentait une luxation de la colonne vertébrale, avec paralysie de la vessie, des intestins et des membres inférieurs. L'accident était arrivé depuis quatre jours. Je laissai le malade dans son lit, pendant quarante-huit heures, afin de donner le temps de réparer et nettoyer l'unique gouttière Bonnet, que nous avons à notre disposition. Au moment où on plaçait le blessé dans la gouttière, j'étais occupé ailleurs. Les hommes, qui aident dans ces circonstances, sont des malades de la salle, pleins de bonne volonté, mais peu exercés à ces manœuvres délicates. Le transport d'un lit à un autre ne s'opéra pas sans difficulté; il y eut, paraît-il, des tiraillements fort douloureux; si bien, que lorsque le blessé fut étendu dans la gouttière, sa luxation était réduite; il guérit parfaitement.

N'y aurait-il pas lieu de réglementer ces pratiques accidentelles, de déclarer ces luxations guérissables, et de chercher dans cette voie un traitement efficace, contre des infirmités incurables et malheureusement trop communes ?

Hippocrate ne reculait pas devant cette opération. Il dit, dans le Mochlique : « Les courbures de l'épine en dehors sont souvent sans danger, quand elles proviennent de violences faites à l'épine, sans luxation des vertèbres; et qu'elles se bornent à des compressions, quoique le mal se passe dans des parties du corps très importantes. »

Dans son traité des Articles, il pose les règles de la réduction de ces luxations vertébrales. Après avoir décrit avec soin son appareil combiné d'extension et de contre-extension, « il étend le malade, la bouche en bas, sur les couvertures..... On fait agir les deux leviers en même temps, de façon que les courroies soient tirées de chaque côté uniment, de niveau et en droite ligne. Une extension de cette espèce ne saurait produire aucun mal, pourvu qu'elle soit faite avec soin…. Pendant ce temps, le médecin, ou tout homme habile, plaçant les deux paumes de ses mains l'une sur l'autre, en presse la courbure de l'épine, soit vers le bas, soit vers le haut, suivant le cas, pour l'obliger à se redresser. La violence qu'on fait n'entraîne aucun danger….. On peut se servir d'un tour pour tirer les courroies, ou même de mouffles…. La seule extension en droiture, sans y ajouter d'autre force, suffirait absolument seule….. les deux forces réunies et employées avec sagesse, en lâchant et reprenant à propos, serviront utilement, pourvu qu'on les dirige suivant l'intention de la nature…. Dans la partie supérieure, on aurait le col et la tête…. Qui ne voit que l'extension faite en cet endroit pourrait être suivie d'effets les plus funestes ? »

Ces préceptes du médecin de Cos me dispensent de tous autres commentaires.

C. — Corps étrangers du nez, de l'oreille et de l'œsophage.

J'intercale ici quelques procédés de petite chirurgie, que je n'ai pas appris à l'école. J'ignore si j'en suis l'inventeur, et je ne m'en fais pas gloire. Je les expose, parce qu'ils m'ont rendu des services. Dans les campagnes, nous n'avons pas d'aides intelligents, ni les instruments perfectionnés, qui encombrent les arsenaux des grands chirurgiens. Nous parons aux nécessités du moment, avec des improvisations plus ou moins heureuses, en utilisant ce qui nous tombe sous la main.

Il m'arrive à chaque instant des enfants et des adultes, qui ont des corps étrangers dans le nez, les oreilles ou l'œsophage. Les efforts tentés pour les extraire n'ont servi qu'à les enfoncer, à blesser les organes, et à rendre irritables et indociles les malheureuses victimes de leur imprudence. Un corps étranger, abandonné dans les fosses nasales, provoque à la longue de sérieux désagréments; dans l'oreille, la perforation du tympan est à redouter. Quand il s'agit de l'œsophage, le sujet n'attend pas, il accourt sans retard vers le médecin le plus rapproché, qui d'ordinaire est fort embarrassé en présence de ces accidents. Du reste, le public les considère comme des bobos de peu d'importance. Il ne soupçonne pas la délicatesse de la manœuvre, et ne se doute pas, par exemple, qu'il soit plus difficile de faire sortir un pois du nez, que de l'y faire entrer. Je crois être utile à mes confrères de la campagne, en leur expliquant des tours de mains, peu dignes des maîtres sans doute, mais très commodes, pour opérer ces extractions sans inconvénients.

1° *Corps étrangers du nez.* — Les enfants s'enfoncent habituellement des haricots ou des pois, dans les fosses nasales. Ces corps étrangers sont plus difficiles à extraire que les autres, parce qu'ils sont arrondis, qu'ils gonflent, se nichent dans les anfractuosités, et obstruent les fosses nasales. Avec des pinces, on n'aboutit qu'à faire crier et saigner le malade.

J'ai disposé dans ma trousse un stylet en métal souple; et je l'ai recourbé à angle droit, de 3 millimètres environ, à son extrémité boutonnée. L'enfant, étant solidement maintenu par un étranger, car les parents sont incapables de cet effort, j'introduis mon stylet à plat le long de la paroi interne des fosses nasales, et je dépasse le corps étranger, jusqu'à ce qu'il n'y ait plus de résistance. Alors je tourne la courbure de l'instrument au dehors, pour embrasser le corps étranger, et je fais fortement bascule sur lui. Il est rare qu'en retirant l'instrument, je ne ramène pas le corps étranger. Dans tous les cas, j'y parviens, en m'y reprenant à deux ou trois reprises, si l'enfant est suffisamment maintenu.

Certains parents reculent par sensiblerie devant cette apparence de brutalité. Dans ces cas, je conseille un autre moyen, qui donne également de bons résultats. On se sert d'un irrigateur ou d'un tube de Weber, que je confectionne économiquement; et on administre à l'enfant préalablement immobilisé, par la fosse nasale libre, une douche d'eau tiède aiguisée de vinaigre ou de sel marin. L'eau injectée revient par la narine obstruée sans franchir le voile du palais; et le courant entraîne le corps étranger. Les pois, qui ont séjourné vingt-quatre à quarante-huit heures dans le nez, ne sont pas expulsés par ce procédé, parce qu'ils ont doublé de volume et sont solidement encastrés dans les anfractuosités nasales. J'en avertis les familles, et attends qu'elles se décident à me laisser opérer d'autre sorte.

2° *Les corps étrangers de l'oreille* exigent plus de patience et d'habileté. Ici, il y a un péril à conjurer, c'est la perforation du tympan. Cette perforation, qui entraîne l'inflammation de l'oreille moyenne et l'affaiblissement de l'ouïe, est provoquée aussi bien par le séjour prolongé du corps étranger dans l'oreille, que par les manœuvres imprudentes employées pour l'extraire. L'indication urgente est de déblayer le conduit auditif. On ne sait à quoi attribuer la manie qu'ont les enfants de se fourrer mille objets divers dans l'oreille. Lorsqu'on a à faire à un corps irrégulier, rugueux, allongé, on le saisit facilement avec une pince fine à dents de souris. Quand au contraire le corps est petit, plat, arrondi, lisse, dur ou métallique, l'embarras est grand et la manœuvre délicate.

J'ai l'habitude d'essayer d'abord des douches prolongées à l'irrigateur. L'enfant est assis devant une table, ayant l'irrigateur à sa portée ; il incline la tête, de manière à recevoir dans l'oreille la douche, qui s'écoule dans un récipient disposé à cet effet. Il y prend plaisir, et s'amuse à s'injecter plusieurs litres d'eau tiède ; à la fin, le corps étranger est expulsé. Ces douches sont renouvelées plusieurs fois par jour, et plusieurs jours de suite, tant que le résultat est obtenu. J'ai vu un corps étranger, qui a résisté près de quinze jours ; c'était ce qu'on appelle une punaise de dessinateur à pointe brisée, c'est-à-dire une petite tête-de clou en cuivre, plate, mince et arrondie, qui s'était collée sur le tympan, et y adhérait avec une force inouïe.

Les mouches, les mille-pieds, les petits insectes qui s'égarent dans l'oreille y crèvent ; les larves des mouches carnassières s'y développent cependant à l'aise. Mais l'eau, le lait, les préparations phéniquées, alcooliques, l'huile ou toute autre liquide analogue les tuent rapidement ; et ils sont expulsés sans efforts, par des injections faites à l'aide de petites seringues en verre. J'ai observé quelques cas d'accidents cérébraux, dus à ces sortes de corps étrangers ; les injections à l'irrigateur en font bientôt justice.

Dans certaines circonstances, il est plus simple d'extraire directement le corps étranger. Le stylet à pointe recourbée offre moins de chances de succès, pour l'oreille que pour le nez. Les crins de cheval, les soies de porc, les fils métalliques de fleuriste remplissent beaucoup mieux l'indication. Je les ploie en deux, de telle façon, que leur extrémité recourbée forme une anse ouverte. J'introduis cette anse à plat, le long de la paroi du conduit auditif ; et quand il est arrivé au fond de l'oreille, j'opère un mouvement de torsion, combiné avec un prudent mouvement de traction. Le corps étranger est saisi par l'anse et extrait.

Les enfants se révoltent contre ces tentatives, et doivent être maintenus dans une immobilité complète. Avec du temps et de la patience, on finit par dégager le corps étranger.

3° Quant aux *corps étrangers de l'œsophage*, on les observe habituellement chez les adultes. Cependant, j'en ai vu quelquefois chez les enfants; et ce sont presque toujours des corps durs ou métalliques, tels que bouton, pièce de monnaie, gobilles, ou autres menus objets de même forme et de même densité.

J'ai un procédé spécial pour ces cas particuliers. Je fais maintenir solidement, sur les genoux d'un aide, l'enfant, renversé sur le ventre, dans une situation inclinée, la tête demeurant libre et occupant la position la plus déclive. De la main gauche, je tiens sa bouche ouverte, afin de n'être pas mordu; et de la droite, j'introduis profondément mon indicateur au fond de la gorge, derrière l'épiglotte, en exagérant le mouvement de flexion de la tête sur le tronc. Le corps étranger, entraîné par son propre poids, ou expulsé par les efforts du vomissement, glisse sur le doigt et tombe à terre.

Chez les adultes, ou bien chez les enfants, qui se sont introduit dans l'œsophage un corps étranger d'une autre nature, le procédé n'est pas applicable. J'ai recours à la sonde de Graeff. Cette sonde n'est pas toujours sous la main en temps opportun ; et elle présente des inconvénients, qui me la font ménager.

Obs. XX.— *Étranglement œsophagien singulier.* — Je me rappelle un homme de soixante ans, qui venait de 25 à 30 kilom., pour se faire extraire un gros morceau de viande, arrêté depuis quatre jours, fort avant dans la gorge. Il en était très incommodé, et éprouvait une sensation continue de strangulation insupportable. Je ne crus pas de prime abord à une obstruction, causée par un morceau de bouilli désossé, parce que le premier examen, avec le doigt dirigé profondément, ne m'avait rien fait découvrir d'anormal. Cependant la sonde de Graeff se buttait contre un obstacle, siégeant à la partie médiane de l'œsophage. L'âge du malade, l'étrange nature du corps étranger, me faisaient plutôt supposer un rétrécissement ou une tumeur organique. La soudaineté de la strangulation, les affirmations réitérées du vieillard et son insistance pressante pour être soulagé, m'encouragèrent à persévérer.

Ayant échoué à enfoncer le corps étranger avec le bout de la sonde garni d'éponge, j'eus recours à la cuvette mobile du bout opposé. L'obstacle était malaisé à franchir; j'y parvins avec peine; mais après l'avoir franchi, il me fut impossible de l'arracher et même de retirer la sonde. Ma situation n'était pas gaie; celle du malade l'était moins encore. Je tirais progressivement, en tâtonnant, et en m'y prenant à diverses reprises. Peu à peu, je déployai un certain degré de force, sans ébranler l'obstacle ni dégager la sonde. Il me passait des frémissements dans les reins, en sentant sous mes efforts persévérants craquer quelque chose de friable, qui devait être l'œsophage. Il fallait pourtant en finir et délivrer le malade. Je redoublai d'énergie, et amenai, à force de tirer, un morceau de je ne sais quoi, qui, en tombant, rebondit comme une balle élastique.

Le malade saignait à pleine bouche ; mais il était heureux d'être débarrassé, et ne me tint nullement rigueur de sa déchirure. Restait à savoir, quelle était la nature de ce corps étranger. Je reconnus un gros morceau tendineux d'un muscle de bœuf. Ces sortes de tissus bien cuits deviennent tendres et mucilagineux ; crus ou mal cuits, ils restent durs, élastiques, et se gonflent dans un milieu humide. Le pauvre vieux l'avait gloutonnement avalé. Ce morceau, trop volumineux pour l'œsophage, s'était arrêté en route, avait augmenté de volume, et opposé à mes efforts la résistance exceptionnelle, que j'ai rencontrée.

Ces craquements sinistres, qui se sont plusieurs fois produits entre mes mains sous l'action de la sonde de Graeff, m'ont décidé à ne m'en servir qu'en dernier ressort. Je n'ai pas à signaler d'accidents graves produits par cet instrument ; mais je suis mal impressionné par cette sensation de déchirement profond, dont je ne puis apprécier ni l'étendue ni le siège. Pris au dépourvu, je préfère le procédé empirique, préconisé par Ambroise Paré. Je choisis un poireau d'une grosseur proportionnée à celle de l'œsophage obstrué. Je lui enlève sa pellicule extérieure et ses racines, et je le plonge, en guise d'écouvillon, aussi profondément, qu'il est nécessaire, sans crainte d'accidents. Je réserve la sonde de Graeff pour les corps étrangers, qu'on ne peut refouler dans l'estomac, et qu'on est forcé d'extraire avec la cuvette mobile.

Les corps étrangers, qui s'introduisent ou qu'on introduit dans les voies naturelles, sont si variés d'aspect et de nature, que les médecins seront contents d'avoir plusieurs cordes à leur arc, dans les cas embarrassants. C'est pourquoi j'ai groupé ces procédés de petite chirurgie, sans dédaigner les moyens empiriques, que j'ai appris ou imaginés en courant la campagne.

D. — Cystite rhumatismale.

Je ne connais pas de maladies plus ennuyeuses à soigner, que les affections des organes génito-urinaires. L'obligation de sonder plusieurs fois par jour, de pratiquer des irrigations vésicales, d'élargir des rétrécissements, d'écouter des doléances sans fin, de subir la nuit et le jour des exigences nécessaires, toutes ces préoccupations et cet asservissement me donnent du noir, et me pèsent ainsi qu'une lourde charge. Mon unique souci, quand j'ai cette malechance, est d'expédier, si c'est possible, les pauvres sur l'Hôtel-Dieu de Lyon, et les riches aux spécialistes des grandes villes. Nous ne trouvons pas en province d'assistance intelligente pour nous suppléer, ni les mille instruments inventés pour chaque indication particulière.

Je n'ai pas le dessein de traiter de la cystite grave, résultant de l'inflammation chronique de la vessie, des reins ou de la prostate; ni de celle qui provient de la blennorrhagie, des calculs vésicaux ou du cathétérisme. Je spécialise mon sujet, et entends parler d'une cystite bénigne, bien déterminée, qui naît sous l'influence du rhumatisme, qui est entretenue pendant de longs mois par cette seule cause, et qui n'exige pas d'intervention chirurgicale.

De nos jours, il est prescrit par les maîtres de rechercher « les conditions étiologiques actuelles et éloignées, *qu'il n'est pas toujours possible de découvrir*..., sous peine... de n'avoir pas su trouver la cause réelle, et cela, sans doute, faute de recherches suffisamment soigneuses et approfondies... Défiez-vous de la goutte, et surtout de la goutte rentrée, vrai refuge, dans les cas embarrassants, pour les praticiens d'une faible puissance diagnostique (H. Thompson). »

Sauf nouvel avis et sans autres prétentions, je crois que le rhumatisme joue un rôle prépondérant, dans la cystite subaiguë survenue sans cause apparente. Je suis persuadé, que cette espèce spéciale de cystite rentre dans le cadre de celles, dont l'étiologie *n'est pas toujours facile à découvrir*; et je ne vois pas pourquoi la goutte serait effacée du nombre des causes, qui donnent naissance à cette maladie. Je vais essayer de le démontrer.

Un refroidissement subit, une averse de pluie qui surprend et transperce, un voyage à pied par la neige et le froid, la suppression soudaine de la transpiration par un courant d'air glacé, etc. peuvent occasionner des pesanteurs dans le bas-ventre, des douleurs passagères et des envies fréquentes d'uriner.

Une bonne transpiration en triomphe ; ce n'est pas là ce qui produit une cystite subaiguë de trois mois.

Il faut l'action longuement soutenue d'un froid humide, ou le séjour prolongé dans un milieu frais et malsain, pour que l'influence rhumatismale se réveille, et se localise sur le col ou le bas-fond de la vessie. Cette cause pernicieuse est à répétition, et provoque les mêmes symptômes, quand elle se repro-duit fortuitement dans la vie.

Si l'esprit du médecin n'est pas appelé sur ce point précis, la maladie dure pendant plusieurs mois ; et épuise, sans céder, les moyens connus. Si, au contraire, l'action du rhumatisme est nettement déterminée de prime abord, la cystite cède en quelques jours. Je désire mettre ce fait en évidence, pour éviter de grands embarras aux praticiens et d'interminables souffrances aux malades. Je ne citerai que deux observations, à l'appui de mon assertion ; elles se ressemblent toutes.

Obs. XXI. — *Cystite rhumatismale chez la femme.* — Madame J..., de Saint-Martin d'Estreaux, trente-cinq ans, grande et belle femme, bien portante, bien réglée, douée d'une riche carnation et d'une santé exubérante, habitait le rez-de-chaussée d'une antique maison, à grands appartements humides et froids. Elle y fut atteinte, il y a deux ans, d'une cystite légère, qui se prolongea plus de deux mois.

Cette dame changea de demeure, et vint habiter un immeuble, dont la cuisine et la salle à manger, pièces où elle se tenait pendant la journée, sont fraîches et situées au niveau du sol, sans caves sous-jacentes. Elle se rendait parfaitement compte de ces inconvénients ; et pensait y parer, en ouvrant largement les fenêtres au soleil par les beaux jours, et en chauffant soigneusement par les temps brumeux et froids. Ces précautions ne suffirent pas ; et elle vint me consulter pour une cystite plus aiguë que la première.

Le bas-ventre et les reins étaient le siège de douleurs sourdes et opiniâtres ; les envies d'uriner, fréquentes ; et la dysurie, continuelle. Avec cela, perte d'appétit, langue blanche, mauvaise digestion, constipation, insomnie ; et, pour brocher sur le tout, idées noires et hypocondrie. L'urine dépose un mucus abondant, sans cette sécrétion glaireuse, filante et nauséabonde, qui spécialise les cystites chroniques par lésions anciennes et profondes. Je traitai cette dame d'après ma méthode, et sa cystite rhumatismale céda en quinze jours.

Obs. XXII. — *Cystite rhumatismale chez l'homme.* — M. B..., fabricant de cotonnades à Roanne, quarante-neuf ans, habitait, il y a trois ans, une maison, dont le rez-de-chaussée humide convenait à son commerce. Les métiers mécaniques ont fait disparaître ces dangers. Tout d'un coup, il fut pris, sans causes connues, d'une cystite pénible, qui dura près de cinquante jours, et dont la disparition subite coïncida avec la cessation du commerce et le séjour à la campagne dans une maison saine et bien aérée.

Depuis trois mois, M. B... s'est remis dans les

affaires, et a établi son magasin dans une espèce de sous-sol extrêmement humide et voisin d'un cours d'eau. Il n'y était pas depuis deux mois, que la cystite a récidivé pressante, douloureuse, ininterrompue et beaucoup plus intense que la premièré fois ; l'hypocondrie commençait. Je lui conseillai un traitement analogue au précédent, et la maladie n'a duré que douze jours.

La cystite rhumatismale est occasionnée par le séjour prolongé dans un lieu froid et humide. Elle atteint les hommes comme les femmes, et ne paraît pas rechercher des constitutions plus spécialement prédisposées. Elle se déclare soudainement, sans jetée rhumatismale prémonitoire, sur les muscles et les articulations, sans fièvre ni autre phénomène initial. Elle débute d'emblée, se localise sur le col de la vessie, et y détermine la série insupportable des symptômes de la cystite classique. Voilà un premier caractère pathognomonique. Le second, c'est la langue uniformément blanchâtre dans toute son étendue, la perte d'appétit, de sommeil, et l'hypocondrie. Le caractère muqueux et inodore des dépôts urinaires est le troisième signe, que je tenais à signaler. A ces trois symptômes, on diagnostique une cystite rhumatismale ; et on la guérit vite, contrairement à ce qui arrive pour la cystite d'autres causes.

Traitement classique. Le traitement classique des cystites par les alcalins, les balsamiques, les diurétiques, les calmants, les grands bains, etc., n'interrompt pas le cours de la cystite rhumatismale. Il soulage, et c'est tout. Le traitement, que je préconise, réussit à courte échéance.

Je prescris un ou deux purgatifs, des laxatifs à prendre chaque matin et des applications belladonées. En même temps, je conseille, aux repas, des capsules de goudron, de la graine de lin, des eaux alcalines. J'ajoute, suivant les cas, des poudres absorbantes, des perles térébenthinées, etc., etc. Jusque-là, il n'y a rien que de très ordinaire.

Mes plus grands efforts sont dirigés contre le rhumatisme, dont l'action prolongée a altéré le fonctionnement normal du système cutané général, et déterminé une repercussion interne. Ce mot exprime parfaitement l'évolution morbide, bien qu'il sonne mal aux oreilles des médecins de notre époque.

Pour cela faire, j'impose l'abandon immédiat des professions et des appartements salpêtrés et humides; c'est une condition *sine quâ non*. Je fais couvrir le malade de flanelle, et lui ordonne le repos absolu au lit, pendant une huitaine de jours. C'est le temps approximatif nécessaire pour triompher des symptômes les plus pénibles.

J'administre ensuite de 4 à 6 grammes de salicylate de soude dans la journée, pendant la durée des accidents subaigus; et enfin j'ordonne des bains d'air chaud, tous les deux ou trois jours.

Ces bains d'air chaud demandent une mention spéciale. L'eau, sous quelque forme que ce soit, est

de vapeurs
aqueuses.

mauvaise dans le traitement des maladies rhumatismales à domicile. Je la proscris formellement, même
à l'état de fomentations chaudes et de cataplasmes.
Je n'ai rien à dire des eaux minérales anti-rhuma-
tismales. Leur haute température, leur constitution
physique et chimique leur donnent des propriétés
incontestables, qui font passer inaperçus les inconvénients inhérents à l'eau elle-même. Néanmoins,
si j'avais à traiter cette question, je démontrerais
sans peine, que bien des maladies rhumatismales, à
manifestations internes, se trouvent mal ou guère
bien de ces sortes de traitements thermaux.

Je ne puis concevoir comment il se fait, que par
ces temps de prospérité prodigieuse des eaux minérales, aucun médecin n'ait songé à y établir des
bains de gaz chauds. Les bains de vapeurs térébenthinées font seuls exception ; et on sait s'ils ont
réussi !

Bains de gaz
acide
carbonique
chaud.

Le gaz acide carbonique se perd à flots dans
maintes stations ; du reste, partout on pourrait le
fabriquer à bon compte. Pour l'usage externe, le
gaz artificiel serait excellent. Dans les lieux où on
l'emploie, comme à Royat, à Saint-Alban, Vichy, etc.,
on le ménage ridiculement malgré son efficacité ; et
on l'administre à la température de l'air ambiant.
Malgré ces conditions défectueuses et cette parci-
monie, le gaz acide carbonique est un des plus puissants sédatifs connus du système cutané. Il pousse
à une douce moiteur, excite les sécrétions normales
du derme, et rétablit le fonctionnement régulier de

la peau. A une haute température, il produirait des effets merveilleux, si on l'administrait avec autant de sagacité et de persévérance que les douches et bains de vapeurs de Bourbon, Néris, Aix, etc. Si c'était plus commode, il y a longtemps que j'aurais fondé chez moi un institut au gaz acide carbonique chaud, pour mes malades.

Ce principe m'a guidé dans le traitement de la cystite rhumatismale : je fais prendre tous les deux ou trois jours, suivant les forces, un bain de vapeur à air chaud. Quand j'ai sous la main un appareil portatif à vapeurs térébenthinées, j'en use. Si non, j'emploie un moyen primitif, qui remplit très bien le but. A première vue, il est mal reçu dans le monde, mais on ne lui tient pas longtemps rigueur, à cause de ses bienfaits.

On se procure un tonneau frais à vin, pour qu'il soit étanche ; on le défonce d'un côté, et on y introduit un fagot de sarments de vigne, de genévrier, de bois de frêne, etc. Dans nos pays vignobles, le fagot de sarments mêlés à des branches de genévrier, est mieux à la disposition de chacun. Le fagot allumé est mis dans le tonneau, qu'on roule jusqu'à ce que tout soit consumé. Un homme le renverse, pour en chasser la cendre embrasée, éteint avec un linge humide les flammèches encore brûlantes dans le tonneau, et le porte dans la chambre du malade. Celui-ci, dépouillé de ses vêtements, s'asseoit dans le tonneau sur une chaise disposée à cet effet, se fait recouvrir d'une couverture en laine, qui dégage la

Bains d'air chaud.

tête, et s'abandonne à une transpiration abondante. Lorsqu'il sent venir la faiblesse, il se fait sortir du tonneau, recouvrir d'une couverture en laine bien chauffée, et déposer dans son lit, où il continue de transpirer pendant deux ou trois heures. Après cela, on lui passe sa flanelle et sa chemise; on le transporte dans un autre lit bien chaud, et on lui administre un bon bouillon.

Les résultats de ce bain d'air chaud sont remarquables. Je les emploie avec un véritable succès, dans toutes les manifestations de rhumatisme, autres que le rhumatisme articulaire aigu. Cette maladie demande un traitement différent, dont je n'ai pas à m'occuper à cette place.

La cystite rhumatismale est rapidement vaincue par ces bains d'air chaud. Rarement les malades en prennent plus de trois. On les improvise partout avec la plus grande facilité; et le bien, qu'on en retire, compense au delà la simplicité de l'appareil.

Bains d'air chaud aromatique. J'use parfois d'un autre procédé, qui me semble également efficace. Je crois même ce dernier préférable au précédent, et je l'utilise quand le mal résiste à l'air chaud. Il est aisé de se procurer en quantité voulue les graines de foin, qui jonchent le plancher des fenils. On les prend telles quelles, et on en remplit complètement un large sac, qu'on met au four après la cuisson du pain. Une fois qu'elle est bien chaude, on la dépose dans un lit; le malade se couche sur elle et transpire abondamment pendant quelques heures. Les principes aromatiques qui s'en dégagent, augmentent les excellents effets de la chaleur.

Ces deux moyens, tout primitifs qu'ils soient, valent mieux que les bains de vapeurs aqueuses les plus luxueux et les mieux agencés.

On remarquera que la cystite rhumatismale, de même que toutes les manifestations internes du rhumatisme, s'accompagne presque toujours du froid aux pieds. On doit s'attacher à détruire cette complication, qui entretient le mal de la vessie et prédispose aux rechutes. Des frictions répétées sur les pieds et les jambes avec des liniments ammoniacaux, des alcools térébenthinés et camphrés, la moutarde, la fleur de soufre, ou bien la poudre de chaux et de sel ammoniac dans les bas pendant la journée, rétablissent généralement la chaleur aux extrémités, et rappellent la transpiration suprimée.

Froid aux pieds : semelles de liège.

Ces petits soins sont de la dernière importance dans les maladies rhumatismales. Mais rien ne vaut encore le port habituel de semelles de liège dans les chaussures. Le liège sera net de flanelle et de molleton. Une mauvaise habitude difficile à combattre, est celle qui consiste à se chauffer artificiellement les pieds tout le long du jour; ou bien à porter habituellement des pantoufles fourrées dans l'intérieur de la maison. Quand on sort, on prend des bottines moins chaudes et on se refroidit. C'est ainsi que les voyageurs s'enrhument pendant les parcours en chemin de fer, parce qu'ils gardent les pieds sur les bouillottes des wagons; et qu'ils prennent froid lorsqu'ils descendent du train.

On ne se doute pas assez, que les fourrures et autres vêtements chauds ne nous communiquent pas de la chaleur. Ils conservent simplement celle, que nous fabriquons par le jeu de nos organes. Mais ils ne sont point isolants; de telle sorte, qu'ils n'empêchent pas le sol de nous ravir d'autant plus notre calorique, que nos pieds sont plus chaudement emmitoufflés..

La meilleure hygiène consiste à conserver la chaleur aux pieds à l'aide de chaussures à fortes semelles, séparées du pied par des semelles en liège. Ce corps éminemment isolant défend notre propre chaleur, et s'oppose à la soustraction de notre calorique par la terre froide, avide d'équilibre de température.

J'ai mis fin à bien des angines tonsillaires périodiques, des bronchites saisonnières, des asthmes d'hiver et de printemps, des coliques diarrhéiques, etc., par cette simple et modeste précaution hygiénique. Elle est indispensable, comme moyen préventif de la cystite rhumatismale.

Les bains d'air chaud, joints au repos absolu au lit, aux traitements internes, au régime et aux précautions hygiéniques, guérissent en peu de temps les cystites rhumatismales, et préviennent leur retour. En suivant cette voie, les praticiens reconnaîtront cette maladie aux caractères distinctifs que j'ai signalés, et rendront justice à la supériorité de ma méthode thérapeutique.

CHAPITRE V

CONTRIBUTION A LA CHIRURGIE PRATIQUE
(*Suite*).

E. De l'entasis. — Des différentes espèces d'entasis.
1° Entasis musculaire. — Obs. XXIII. Entasis musculaire ;
fracture de la rotule.
2° Entasis cérébro-spinal. — Obs. XXIV. Entasis cérébro-
spinal. — Obs. XXV. Entasis médullaire.
3° Entasis splanchnique. — Dyspepsie entasique. — Causes.
— Symptômes. — Variétés. Modes de production de la
dyspepsie entasique. — Durée ; pronostic. — Traitement.
— Obs. XXVI. Dyspepsie entasique de la jeunesse ; garçon.
— Obs. XXVII. Dyspepsie entasique de la jeunesse ; fille.
— Obs. XXVIII. Dyspepsie entasique hépatique. — Obs. XXIX.
Dyspepsie entasique épigastrique. — Type du traitement de
la dyspepsie entasique. — Obs. XXX. Dyspepsie entasique
gastro-splénique. — Aperçu d'ensemble sur la dyspepsie
entasique.

Nous voyons fréquemment, dans notre clientèle
de petite ville et de campagne, des gens venir se
plaindre de s'être fait un effort en levant un fardeau, et d'être incapables de travail depuis ce moment. Nous sommes en général peu disposés à admettre cette étiologie ; c'est pourquoi on nous en

fait rarement confidence, si nous ne pressons de questions précises le malade défiant. Les ouvrages classiques n'en font pas mention, et les journaux de médecine, que je suis assidûment, ne traitent pas de ces questions. Seul, le relevé officiel du P. L. M. ouvre, dans le bulletin des maladies, une ligne aux efforts musculaires ; encore ne vise-t-il que des douleurs musculaires de peu d'importance.

Cependant les désordres physiologiques, suite d'efforts musculaires, existent réellement, et méritent d'être signalés. Ils n'avaient pas échappé à l'œil scrutateur des anciens, qui possédaient un mot pour exprimer cet état pathologique. On trouve dans Pline le mot *convulsa*, dans le sens de muscle froissé ; et dans Suétone, celui de *convulsum latus*, qui signifiait effort dans le côté.

Surpris de cet oubli par nos auteurs modernes, je vais tenter de combler cette lacune. Je m'efforcerai d'appeler l'attention sur tout un groupe de maladies, qui reconnaissent les mêmes causes, et exigent un traitement à peu près identique. Je négligerai les blessures produites sur les organes internes par un traumatisme direct : tel que coups, déchirures, plaies et contusions, pour restreindre cette étude aux lésions, résultant d'efforts musculaires entraînant des désordres locaux et généraux persistants. Afin de bien fixer les idées sur ce point, je donne le nom d'entasis (de ἐν τάσις, effort en dedans) à la cause perturbatrice ; et j'appelle entasique, toute affection due à cette cause.

J'estime que le système musculaire, dans toutes ses parties, peut à un moment donné être susceptible d'un effort pathologique. Lorsqu'on en est prévenu, on observe sur les diverses régions intérieures et extérieures du corps des accidents de ce genre. Ils se produisent sous l'influence d'un effort violent, soudain et localisé sur un point isolé, avant que la synergie du système musculaire général ait eu le temps d'opposer un contrepoids à la contraction brusque et partielle d'un muscle ou d'un groupe de muscles.

Une fois que la voie sera ouverte à ces recherches, on reconnaîtra la fréquence des maladies dues à l'entasis; et on en élargira le cadre. En attendant des travaux plus complets, je propose une classification, qui jette quelques lumières sur les effets pathologiques de l'entasis.

L'entasis se produit partout où il y a des muscles. Par conséquent, tous les muscles externes au squelette peuvent en être le siège. Si l'entasis retentit sur les nerfs de la région, ou sur le système nerveux cérébro-spinal, il présentera des symptômes plus graves et plus longs à guérir. Dans les cas, enfin, où l'effet de l'effort atteint les organes splanchniques, et altère leurs fonctions, nous nous trouvons en face d'une troisième classe d'entasis. De là trois catégories d'entasis :

Des différentes espèces d'Entasis.

1° L'entasis musculaire externe;

2° L'entasis cérébro-spinal;

3° L'entasis splanchnique, ou dyspepsie entasique.

1° **Entasis musculaire externe.**

Les efforts des muscles extérieurs au squelette
sont connus, et admis pour le coup de fouet du
mollet et le lumbago traumatique sans complications rhumatismales. J'en ai observé à l'épaule, à la
nuque, dans les muscles du dos, de la hanche et des
membres; dans les tendons extenseurs des pieds et
des mains. Je suis persuadé, que les kystes synoviaux de la face dorsale de la main sont le résultat
d'un effort musculaire exagéré, et par conséquent
de quelques déchirures des gaînes tendineuses, à la
suite de contractures violentes des doigts. Dans les
pensionnats de demoiselles, dans les familles riches
où des jeunes filles bien douées s'habituent à la dex-
térité digitale à l'aide d'exercices ingrats et longtemps soutenus au piano, il n'est pas rare de rencontrer des kystes synoviaux.

L'entasis musculaire externe n'est pas grave. Un
peu de douleur locale ; quelquefois une légère enflure; plus rarement une ecchymose ; tout se borne
à ces symptômes de peu d'importance. Le repos de
l'organe, des résolutifs, des dérivatifs à la peau, ou
bien quelques autres traitements anodins, tels que
le massage ou des frictions, remplissent les indications dans le plus grand nombre des cas.

Malgré cette bénignité apparente, on serait mal
venu de dédaigner l'action quelquefois considérable

de l'entasis musculaire externe. J'en donne un exemple, qui démontre son énergie.

OBS. XXIII. — *Entasis musculaire. Fracture de la rotule.* — M. F..., de Neulize, est prédisposé aux fractures; sa femme l'appelle son homme fragile. Un jour, il allait paisiblement visiter des ouvriers, qui ouvraient un fossé dans un terrain argileux. En arrivant près du fossé, ses deux pieds glissent à la fois le long du talus; il tombe sans effort apparent, et se trouve assis sur le bord du fossé, profond à peine de 40 centimètres. Chacun d'en rire avec lui, car cet accident était aussi anodin que possible. Mais voilà, qu'en se relevant, il ne peut plus se tenir debout ni marcher de la jambe droite : la rotule était fracturée. L'effort instinctif et prodigieux, qu'il avait dû faire en se sentant glisser, avait violemment contracturé le muscle droit antérieur de la cuisse et arraché un fragment de la rotule.

Cette observation prouve du moins, que l'entasis musculaire externe a droit à notre sérieuse considération, et qu'il est digne de prendre rang dans l'étiologie des accidents chirurgicaux.

2° **Entasis cérébro-spinal.**

Ici, l'effort est moins limité; son action s'étend plus au loin, sans qu'on puisse expliquer rigoureusement son mode de transmission traumatique sur le système nerveux cérébro-spinal. J'en donne deux observations, qui feront comprendre, mieux que de plus longs développements, la symptomatologie et le pronostic de ce genre d'affection.

Obs. XXIV. — *Entasis cérébro-spinal.* — Un jeune homme de 14 ans, mince, fluet, agile, nerveux et fort habile dans les exercices du corps, faisait partie d'un choix d'élèves, qui donnaient, au collège de Roanne, il y a quelques trente ans, une séance de gymnastique devant un public d'élite. Quand on en fut à l'échelle inclinée, il s'agissait de monter lentement, barreau par barreau, à la force du poignet, le corps raide et immobile, et les bras contractés à angle droit. Notre jeune homme opéra purement son ascension, à des intervalles réguliers et ménagés. Arrivé au dernier échelon, il lâcha prise, et tomba entre les bras du moniteur stupéfait. La contraction exagérée avait provoqué une détente soudaine; et le jeune homme était plongé dans un anéantissement musculaire absolu. Il se soutenait à peine, fléchissait sur ses jambes, et pressait imparfaitement les mains qu'on lui tendait. L'effort soutenu du système musculaire avait dépassé les limites de sa puissance, et abouti à une incapacité générale. Cet état dura vingt-quatre heures; et, pendant le reste de l'année, cet élève fut dans l'impossibilité de reprendre les exercices de force.

Il n'est pas commode d'interpréter d'une manière claire et matérielle, la lésion subite des centres nerveux. Je possède une autre observation aussi intéressante.

Obs. XXV. — *Entasis médullaire.* — M. R..., de

de Roanne, voyageur de commerce, 35 ans, tempérament nerveux, bien constitué, robuste et fort, conduisait une voiture de marchandises dans les montagnes de la Haute-Loire, par une soirée froide et un temps à léger verglas. Voulant descendre à une montée, il enjambe le marche-pied, et saute à terre. Soit que l'équilibre fût imparfait, l'élan mal calculé, ou la terre glissante, M. R.... fait un faux pas, trébuche en tressautant sur la jambe droite, et finalement tombe sur le côté, sans s'étendre, ni frapper le membre inférieur droit sur le sol. Le bras droit avait retenu le corps et amorti la chute. Il ressentit à l'instant une violente douleur, au niveau de la tubérosité fémoro-tibiale interne droite, et ne put pas facilement marcher. Cette douleur persista assez vive et continue, pour que le malade rentrât dans sa famille, et réclamât mes soins. Je ne reconnus rien d'anormal dans le membre. La douleur et la boîterie continuèrent pendant six mois, et je conseillai les eaux de Bourbon-Lancy. Au retour, il n'y avait pas d'amélioration sensible. La douleur était moins aiguë, mais le membre, extraordinairement faible et atrophié, supportait mal le poids du corps, et présentait des chairs flasques et une peau molle, ballant sans ressort le long de la cuisse; la jambe n'était pas trop affectée. Avec cela, des étourdissements, la difficulté du travail cérébral, peu d'appétit, point d'entrain et un certain malaise vague dans les reins.

J'eus recours à l'électricité, pour constater la vitalité des muscles et l'état de l'innervation. Les muscles couturier, vaste externe et une partie du droit antérieur ne réactionnaient pas sous le courant ; les adducteurs se contractaient mieux. L'électrisation a été continuée, conjointement avec d'autres traitements. Aujourd'hui, l'état général est meilleur, la vie revient lentement dans les muscles, la douleur du genou a disparu, et la faiblesse du membre diminue graduellement ; mais l'atrophie disparaît avec une lenteur désespérante.

Que s'est-il passé chez le malade? Il a fait, en descendant de voiture, afin d'éviter une chute, un suprême et énergique effort, pour se maintenir sur un terrain verglacé. Cet effort a porté tout entier sur le membre inférieur droit ; la puissance énorme de la contracture musculaire a dépassé le pouvoir de l'influx nerveux ; et il en est résulté une détente locale, et comme une demi-paralysie des nerfs de la région ; la moelle et le cerveau en ont ressenti le contre-coup. Il ne manquerait plus qu'une prédisposition diathésique, pour favoriser le développement d'une dégénérescence cérébro-spinale. Heureusement, qu'il n'y a rien à redouter de ce côté ; j'ai confiance dans une terminaison favorable.

Entasis splanchnique. — Dyspepsie entasique.

Dans les cas qui précèdent, les conséquences funestes des efforts musculaires sautent aux yeux ;

les rapports de causalité sont indéniables. Alors,
pourquoi ne pas admettre, qu'une contraction
violente et soudaine des muscles internes soit capable de provoquer des déchirures ou des tiraillements, sur les organes splanchniques et sur
leurs attaches? Quand le traumatisme exerce sa
violence à l'intérieur du foie, de l'estomac ou des
intestins, il en résulte des manifestations extérieures, qu'on observe et qu'on constate sans dis-
cussion. Mais les lésions, qui siègent en dehors des
organes internes, au niveau de leurs points d'insertion ou de leurs attaches mutuelles, ne sont pas
accessibles à nos investigations directes ; c'est
pourquoi on les révoque en doute.

A quelle cause attribuer le dédain, qui semble
peser sur cette cause assurément commune de maladies longues et rebelles? Elle doit tenir : premiè-
rement, à ce que les médecins ne croient pas aux
efforts internes; et secondement, à ce que les malades, qui en sont atteints, ouvriers ou paysans, n'ont
confiance qu'aux empiriques, pour les guérir des
accidents résultant d'un effort. Il ne saurait en être
autrement. *L'estomac est décroché, un nerf sauté,
une veine détendue,* ils courent chez l'empirique
ou le sorcier, et se gardent bien de conter leur
aventure à un médecin, qui leur rirait au nez. Plus
tard, le malade, n'étant pas guéri, se décide à consulter un docteur, en évitant soigneusement de lui
apprendre la cause première de sa maladie. Pour la
reconnaître, il est nécessaire d'insister sur des inter-

rogatoires précis, et de démêler au travers des préjugés et des erreurs de la routine, ce qu'il y a de vrai ou de faux dans l'étiologie supposée. On arrive ainsi à délimiter assez bien une espèce nosologique, qui n'est admise ni classée, et que j'ai dénommée *dyspepsie entasique*.

Causes.

On rencontre assez souvent, dans la classe ouvrière et chez les cultivateurs, des hommes présentant toutes les apparences de la vigueur et de la santé, qui vous affirment ne pouvoir pas travailler, ni soulever des fardeaux. Ils ont été laborieux dans leur temps, et ont encore envie de bien faire, voient avec peine leur famille dans le besoin, et ne peuvent pas reprendre leur ouvrage. Ils mangent assez, digèrent mal, et engraissent parfois. Ce ne sont pas des hypocondriaques, bien qu'on ne leur ménage pas les reproches et les humiliations; ils reprennent au bout de quelques années l'exercice de leur profession, graduellement, sans efforts brusques, et se portent par la suite aussi bien qu'avant leur maladie.

Les classes riches sont rarement atteintes de cette infirmité; les hommes mûrs y sont plus sujets que les adultes; les femmes, que les hommes. Ces malades se recrutent principalement parmi les artisans, qui se livrent à des travaux pénibles, et sont obligés de soulever de lourds fardeaux, ou bien de donner parfois ce qu'ils appellent un coup de collier. Les ouvriers des villes sont exposés; ceux des campagnes, le sont davantage.

Ils s'expliquent tous de la même manière : leur

maladie est venue subitement, à la suite d'un violent effort. On doit se méfier du déploiement énergique des forces, avec les bras élevés en l'air, si la partie inférieure du corps est mal assise. Les contre-coups sont dangereux : ainsi de deux hommes, qui portent une lourde poutre, si l'un d'eux lâche inopinément son bout, l'autre éprouve un tressaillement interne, qui ne manque guère de provoquer le traumatisme, dont nous nous entretenons.

A l'instant même, le blessé ressent une piquée dans les reins, l'estomac ou les hypocondres; et à la suite de cet accident, une diminution sensible de sa puissance musculaire. Il devient incapable de continuer son travail; ou bien, il est forcé de le suspendre peu de jours après. Quels que soient sa jeunesse, son courage et sa vigueur, il est impuissant pour longtemps à exercer un métier pénible, à lever, à porter des charges, et à continuer à user de son système musculaire. Un léger effort lui coupe la respiration, le serre en ceinture, et annihile sa bonne volonté.

Quelques-uns, moins sérieusement touchés, n'abandonnent pas leur travail; mais ils se transforment en ouvriers médiocres, de rudes travailleurs qu'ils étaient; s'arrètent devant le moindre obstacle, souffrent de souffrances variées, qu'ils savent parfaitement rapporter à l'effort initial ; et finissent souvent par une dégénérescence des organes splanchniques. Ceux, au contraire, qui sont contraints par le mal de ne rien faire, guérissent en un temps plus ou moins long, s'ils consentent à se soigner.

Quoi qu'il en soit, la dyspepsie, avec ses mille symptômes, accompagne toujours le traumatisme par entasis splanchnique. L'appétit est irrégulier et la langue saburrale. Il y a des sensations de talure au niveau du sternum, de l'estomac et des hypocondres ; des serrements en ceinture, des points abdominaux, des nausées, des vomissements, des coliques partielles et de la constipation, qui alterne plus rarement avec de la diarrhée. Le vin, les crudités, les alcooliques, le café et les salaisons sont mal tolérés. L'haleine est fétide, le sommeil agité, les organes génitaux froids, et l'esprit disposé à la tristesse.

Variétés. En palpant avec soin les régions malades, on note des battements épigastriques, et presque toujours de la sensibilité sur un ou plusieurs des trois points distincts suivants : 1° le creux de l'estomac ; 2° la région, qui correspond en arrière et en dessous du petit lobe du foie ; 3° celle qui se trouve précisément entre la courbure cardiaque de l'estomac d'un côté, le cœur, la rate et le pancréas de l'autre. Les douleurs intercostales, lombaires et dorsales accompagnent fréquemment ces trois variétés de dyspepsie traumatique, mais on les provoque peu à la pression.

J'ai donné à ces trois variétés de dyspepsie entasique les noms, caractérisant leur siège, de dyspepsie entasique épigastrique, hépatique et gastrosplénique.

Un médecin de campagne n'a pas l'occasion de

faire des recherches anatomo-pathologiques. Je ne saurai fournir des renseignements de cette nature sur la maladie qui nous occupe, bien que mes observations m'aient donné une quasi-certitude sur le siège et la nature des lésions.

J'estime que les blessures internes sont produites par le diaphragme contracturé subitement et violemment, avant que les muscles de l'abdomen aient eu le temps de parer à la secousse traumatique, en soutenant les organes par une contraction synergique. Leurs attaches musculaires, aponévrotiques et péritonéales sont brusquement distendues, et peut-être déchirées, avant d'avoir pu opposer une résistance réflexe à l'effort. Le péritoine lui-même doit être parfois décollé, et devenir par conséquent le point de départ d'une péritonite limitée.

Ce mode de production de l'entasis splanchnique est aussi rationnel, que celui des hernies inguinales et crurales. Les reins flottants, si communs de nos jours, sont très probablement dus à une cause semblable. Je suppose, que sous l'influence d'un effort énergique, accompagné de la contraction brusque du diaphragme, les organes splanchniques sont violemment tiraillés sur leurs attaches; et que le péritoine, dont la puissance de résistance est relativement faible, se déchire ou se décolle sur une certaine étendue, juste au point où l'effort a porté avec le plus d'intensité. Il en résulte sans doute un petit épanchement sanguin et une inflammation péritonéale partielle. J'ai dit que le siège précis de ces lésions variait peu, et qu'on le déterminait par a sensibilité à la pression. La gravité de la maladie consécutive sera en rapport avec l'étendue du décollement, de l'épanchement et de la péritonite.

Pour arriver à un degré de certitude plus élevé, j'ai pris la seule voie, qui me fût possible, celle de l'anatomie pathologique comparée. Messieurs les vétérinaires, chargés du service des abattoirs, observent souvent dans l'espèce bovine la déchirure des attaches rénales avec reins flottants, et aussi des décollements du péritoine en arrière du sternum. Chez l'homme, la disposition des organes, dans la station verticale, favorise les lésions postérieures. Chez les ruminants, au contraire, s'il y a déchirement par effort, la blessure siègera derrière le sternum, c'est-à-dire à la partie déclive et la moins bien défendue.

A ce niveau, en effet, messieurs les vétérinaires rencontrent dans ces cas une décoloration, une dégénérescence fibreuse, ou un épaississement des fibres du diaphragme, avec ou sans décollement du péritoine. Ce décollement plus ou moins étendu est le siège d'une inflammation arrivée à des degrés différents, depuis la simple injection vasculaire inflammatoire, jusqu'à la sécrétion de sérosité pour ainsi dire enkystée. Ces péritonites partielles se trouvent chez le bœuf sur quelques autres points de l'abdomen, et ne peuvent s'expliquer que par des déchirures entasiques, lorsqu'on a écarté les désordres inflammatoires, provoqués par les corps étrangers ou les diverses causes connues de péritonite.

Sans exagérer l'importance de ces déductions physiologico-pathologiques, il est juste d'admettre, qu'elles viennent singulièrement à l'appui de mon hypothèse. L'entasis splanchnique n'est pas plus une création de mon imagination, que l'entasis musculaire, dont les symptômes immédiats sont plus accessibles à notre investigation directe.

La dyspepsie entasique est la conséquence d'une péritonite partielle, provoquée par un décollement ou une déchirure du péritoine, sur des points limités aux régions épigastriques, hépatiques et gastro-spléniques.

Ces trois variétés de dyspepsie entasique diffèrent entre elles par leur siège; mais, en somme, leur marche, leurs symptômes et leur traitement sont identiques. Il est impossible, à première vue, de porter sur la durée de cette maladie un pronostic certain. Je l'établis principalement sur l'acuité primitive des manifestations morbides. On comprend, que tout repose sur l'étendue du décollement et l'intensité de l'inflammation, qui n'a du reste pas de tendance à gagner les régions voisines.

La dyspepsie entasique résiste à tous les remèdes anti-dyspeptiques, pendant des mois et des années entières; d'abord, parce que le mal est profond, atteint des centres importants, et qu'il est peu accessible à nos moyens; ensuite, parce qu'il n'est pas possible de faire autour du foyer malade un repos musculaire complet. Le fonctionnement vital des organes splanchniques, les contractions musculaires, provoquées par les mouvements du corps et par les travaux les plus modestes, entretiennent au niveau de la lésion un frottement et une irritation, qu'il est difficile de faire entièrement disparaître. Aussi, la dyspepsie entasique récidive-t-elle, sous l'influence de la reprise prématurée du travail. Son véritable traitement est le repos musculaire absolu.

Traitement. Au début, on en a plus promptement raison. Les sangsues, les ventouses, les grands bains, le repos au lit, les dérivatifs à la peau, de légers laxatifs, des tisanes rafraîchissantes, des cataplasmes, des lavements, une demi-diète en commençant, et plus tard un régime approprié en triomphent en six mois; pourvu que la reprise du travail et de l'alimentation soit habilement graduée, et proportionnée à la puissance effective des muscles et des organes.

Lorsque cette période de début s'est écoulée sans secours, la maladie passe à l'état chronique ; et le malade devient la proie des sorciers et des empiriques, pendant de nombreuses années. Le temps seul met un terme à ces malaises et à cette impuissance musculaire, quand il ne survient pas des désordres plus intenses et même des dégénérescences organiques.

Les médecins peuvent hâter la terminaison favorable, lorsqu'ils ont affaire à des patients confiants et dociles. La médecine des symptômes soulage, au moins. Les eupeptiques de toute nature, les anti-dyspeptiques variés, les poudres absorbantes, les amers, les eaux minérales alcalines légères, ne guérissent pas. Ils diminuent ou suppriment la douleur, régularisent la nutrition, et contribuent d'autant plus à une amélioration sérieuse, qu'ils sont plus aidés par le repos et le régime.

J'insiste sur des laxatifs fréquents et des dérivatifs à la peau souvent renouvelés : vésicatoires, topiques, cautères volants, emplâtres fondants, lininents au chloroforme, à l'ammoniaque, à l'huile essentielle de térébenthine, à l'iodure de potassium, etc. Je fais porter de la flanelle et une ceinture ventrière.

Le régime est pour beaucoup dans le résultat visé : privation absolue de travail pénible et d'efforts musculaires ; point de vin pur, d'alcooliques, de tabac, de salaisons, épices, crudités, etc. Je conseille le laitage, les œufs frais, les légumes et fruits cuits, les potages au pain blanc, les fécules digestibles et la viande, quand on peut. L'hydrothérapie et les douches chaudes de Vichy, Royat, Nérys, Plombières, combinées parfois à l'administration de l'eau thermale à l'intérieur, exercent une action bienfaisante sur le déclin de la maladie ; lorsque les symptômes inflammatoires ont disparu, et que le mal est en voie de résolution. On guérit en douze ou dix-huit mois, en suivant rigoureusement cette médication.

Chez les enfants et les adultes, de quatorze à vingt-cinq ans, la dyspepsie entasique affecte une marche un peu différente. Elle se produit lentement, quand les enfants sont surmenés, et font, pendant un temps donné, des travaux au-dessus de leurs forces.

Ces cas s'observent spécialement après les foins et les moissons.

Obs. XXVI. — *Dyspepsie entasique de la jeunesse. Garçon.* — R..., de Villemontais, dix-neuf ans, a grandi rapidement, et se livre depuis l'âge de quatorze ans à des travaux trop pénibles pour son âge ; parce que sa mère est morte, il y a cinq ans, et qu'il est l'aîné d'une nombreuse famille. Le courage ne lui manquait pas ; mais à mesure qu'il grandissait, il dépérissait sans souffrances appréciables. Le mal s'est nettement dessiné, l'hiver passé ; après un travail excessif de trois mois, R... fut obligé de s'arrêter, parce que ses forces étaient épuisées. Voilà près d'une année, qu'il ne peut reprendre ses occupations pénibles, et que le plus petit effort lui est insupportable. Il est pâle, affaissé, mollasse et souffreteux. Peu d'appétit, langue blanchâtre, ventre ballonné, anémie.

Après le repas, il éprouve des crampes d'estomac et la sensation de pierres, qui roulent autour de la ceinture. La gastralgie, modérée au début, dure toute la soirée, et augmente à la chute du jour, dans la nuit. Il vomit quelquefois, deux heures après les repas. Le plus souvent, dans les quatre heures qui suivent, il a une ou deux garde-robes diarrhéïques. Par moments, la constipation succède à la diarrhée, et les coliques accompagnent les maux d'estomac. Le sommeil est agité ; la tristesse, grande ; battements épigastriques, sensibilité au creux de l'estomac ; douleurs intercostales au-dessous du cœur et

dans le dos; l'amaigrissement n'est pas très pro-
noncé.

Obs. XXVII. — *Dyspepsie entasique de la jeunesse.
Fille.* — En voici un second exemple : Mademoiselle Z..., de Balbigny, vingt-cinq ans, bien
réglée, au teint coloré, à la constitution robuste, a
été forcée, pendant l'hiver passé, de faire seule le
ménage très pénible d'une famille, composée de
cinq personnes, dont trois enfants. D'abord, elle ne
ressentit aucune gêne, et remplit ses obligations avec
courage et dévouement. Peu à peu, elle s'aperçut
que ses forces diminuaient, et qu'elle devenait incapable de porter les sceaux d'eau, les caisses de
charbon et les matelas. Enfin, elle fut obligée de
cesser ses travaux, au commencement du printemps.
Depuis ce moment, le plus petit effort lui est impossible; elle se trouverait mal, si elle levait les bras
pour travailler, ou si elle portait un léger fardeau.
La faiblesse est si considérable, qu'elle évite même
de parler.

Sa digestion laborieuse est accompagnée de maux
d'estomac, de ballonnement, de renvois, de congestion à la tête, et surtout de soupirs profonds et
irrésistibles, qui durent une heure le matin et autant le soir. Un point sensible à la pression dans
la région gastro-splénique, retentit exactement au
niveau correspondant de la colonne vertébrale. L'é-
vacuation difficile des garde-robes s'accompagne
d'une sensation vague et énervante de la chute d'un
corps pesant, qui se détache, pour ainsi dire, de

l'hypocondre gauche, et tiraille le système splanchnique. L'état général est d'ailleurs satisfaisant, et ne se complique pas de chloro-anémie.

Les traitements, qu'elle a suivis jusqu'à ce jour, sont demeurés sans effet, bien qu'ils fussent classiquement basés sur les toniques, quinquina, fer, et sur les autres dyspeptiques de tous genres. Je lui donne des soins depuis peu, et j'ignore encore le résultat de ma médication.

La dyspepsie dans ces deux cas est entasique. Elle à été provoquée et entretenue par la durée et la répétition d'un travail exagéré, à un âge où les forces n'ont pas acquis leur plein développement. Je ne doute pas, qu'il faille au moins une année entière de repos, pour obtenir la guérison.

L'âge mûr est plus exposé que l'enfance à la dyspepsie entasique. Je vais donner une observation de chacune des variétés, que j'ai reconnues.

Obs. XXVIII. — *Dyspepsie entasique, hépatique.* — Madame Z..., d'Yguerande, cinquante-trois ans, ménopause depuis deux ans — six enfants — robuste ; n'a jamais été malade. Il y a six mois, en soulevant une lourde marmite, elle a senti une vive douleur au côté droit, et a éprouvé un commencement de syncope, puis un épouvantable serrement épigastrique, et s'est mise au lit. Elle ne peut plus rien lever ; ni exécuter des travaux pénibles. Appétit languissant, digestions laborieuses, haleine fétide, salivation exagérée, battements épigastriques, constipation, sommeil agité. Douleur persistante au côté

droit, entre le petit lobe du foie et le rein. On trouve
à ce niveau un vague empâtement, légèrement sensible à la pression. Envies d'uriner, fournissant une
urine à dépôt muqueux ; amaigrissement et faiblesse
générale.

Il est difficile de préciser la lésion. Il me suffit
d'avoir signalé l'influence primordiale de l'effort.
Ici, le traumatisme siège un peu plus bas qu'au lieu
d'élection, qui se rencontre d'ordinaire, derrière et
dessous le petit lobe du foie.

L'observation, qui précède, est un exemple de la
dyspepsie entasique hépatique ; celle qui suit, un
exemple de la dyspepsie entasique épigastrique. Il
s'agit encore d'une femme.

Obs. XXIX. — *Dyspepsie entasique épigastrique.*
— Madame Z..., de Saint-Jodard, quarante-quatre
ans, bien réglée ; quatre enfants ; petite, forte, tra-
pue, au teint coloré, a fait, il y a trois mois, une
chute sur le dos. Elle en était toute courbaturée,
lorsque, trois jours après, elle voulut lever du lit son
enfant âgé de sept ans. Elle sentit aussitôt un éclair
lui traverser l'épigastre, et, comme un stylet, lui
déchirer l'estomac. A dater de ce moment, il lui fut
impossible de se lever, de marcher, et même de
s'habiller. Elle se plaint de douleurs violentes à l'estomac, et n'a éprouvé aucune amélioration des médications prescrites.

Aujourd'hui que je la vois pour la première fois,
son état est à peu près le même qu'au moment de
l'accident. Cependant elle se traîne péniblement,

courbée en deux, de son lit au foyer, ne peut pas encore se vêtir seule, et se plaint d'une douleur persistante à l'estomac et derrière le sternum. Peu d'appétit, dyspepsie, pyrosis, renvois, eaux-claires, battements épigastriques, haleine fétide, ballonnement du ventre, constipation, mauvais sommeil, points névralgiques au milieu du dos et sur l'épaule droite. Après les repas, gastralgie prolongée, avec la sensation de cailloux, qui roulent dans l'estomac; puis survient une période de collapsus, qui dure trois ou quatre heures; et enfin, la crise se termine par des bâillements prolongés. La visite de l'abdomen ne décèle rien d'anormal; toutefois, l'épigastre est douloureux à la pression.

Il n'est pas possible de nier les étroites relations, qui lient, dans cette observation, la dyspepsie à l'effort traumatique. A en juger par l'intensité de l'entasis, la maladie se prolongera pendant nombre d'années, si le traitement approprié n'est pas scrupuleusement suivi; et durera assurément douze à quinze mois, quand même la malade serait rigoureusement docile à mes prescriptions.

Type du traitement de la dyspepsie entasique.

Voici les conseils, que je lui ai donnés pour six mois. Ces détails thérapeutiques, hygiéniques et diététiques reproduiront exactement les idées, qui inspirent ma médication, dans les cas de dyspepsie entasique nettement tranchés :

Flanelle en gilet, pantalon et chaussons; ne pas toucher à l'eau froide; éviter l'humidité sous toutes les formes.

Aucun effort musculaire, sous quelque forme que ce soit : travail, marche, chant, etc. ; repos complet et persévérant de tout le système musculaire interne et externe, pendant toute la durée du traitement. Cette condition expresse domine la thérapeutique de la maladie.

Ajoutez à cela : privation de salaisons, vinaigre, salade, crudités, épices, ragoûts, vin pur, alcooliques, café, viandes noires, venaison, et tous échauffants. Peu de pain et de féculents ; manger lentement, et mâcher beaucoup ; repas du soir fort léger.

Régime doux : beaucoup de laitage, œufs frais, légumes et fruits cuits, potages variés, viandes blanches, bouillons gras dégraissés ; eau vineuse. Dans toutes les conditions sociales, on peut suivre à peu près ces préceptes diététiques, voire même à l'hospice.

Comme prescription médicale, j'insiste pour que les garde-robes soient régulières, et que la digestion effective soit aussi complète que possible. Pour cela, je conseille :

1º Chaque matin à jeun, une cuiller à café de sel de Seignette dans une tasse de macération à froid de racines de réglisse ;

2º Avant chaque repas, une cuiller à café d'élixir de Gendrin, dans un demi-verre d'eau ;

3º Au milieu du dîner, une cuiller à bouche de graines de moutarde blanche.

Après tous les repas, deux pastilles de Maltine-Gerbay, et par-dessus, une tasse de café de glands doux.

4° Aux repas, un peu de vin vieux, *naturel*, coupé d'eau de gentiane faite à froid ; ou bien d'eau de Saint-Galmier, Saint-Alban, Renaison, Pougues, Chateldon, Vals n° 5, etc.;

5° Déjeuner au Raccahout français, ou à la farine jaune de Groult ;

6° Au milieu du déjeuner, s'il est besoin, une ou deux capsules molles à l'huile de ricin, ou bien toute autre préparation laxative;

7° Chaque matin, à la même heure, un lavement d'eau froide, ou de petit-lait frais;

8° Pour les hommes, suppression absolue du tabac;

9° Enfin, je recommande avec insistance les dérivatifs à la peau.

a. Tous les 15 jours (excepté à l'époque des règles), appliquer sur le point douloureux de la région épigastrique, hépatique ou gastro-splénique, un vésicatoire camphré ou bicarbonaté ; le laisser 8, 10, 12 heures seulement, afin d'obtenir une vésication superficielle, sans retentissement sur la vessie ; évacuer la sérosité, et recouvrir de diachylum pour favoriser une prompte cicatrisation.

b. Dans l'intervalle des deux vésicatoires, recouvrir la région épigastrique d'un grand emplâtre de Vigo, de gomme ammoniaque, de thériaque ou de diachylum ioduré ou belladoné.

c. Dans les cas plus rebelles, appliquer deux ou trois cautères volants à la potasse caustique sur la région malade, ou bien des pointes de feu au thermocautère, ou des ventouses sèches et scarifiées, répétées tous les 8 ou 10 jours.

Cette médication peut paraître complexe et embarrassante ; il n'en est rien. Le malade s'y habitue, s'en trouve bien et s'y résigne vite. Elle sera continuée pendant au moins six mois. Plus tard, on reviendra prudemment et progressivement aux habitudes de la vie normale.

Un exemple de la dyspepsie entasique, gastro-splénique :

Obs. XXX.— *Dyspepsie entasique gastro-splénique.* — M. X..... de Saint-Bonnet-des-Quarts, 45 ans, cultivateur, *s'est fait mal*, comme on dit en termes vulgaires, en fauchant, il y a 5 mois; et n'a pu achever ses foins. Après un mouvement mal calculé de sa faux, il avait senti une douleur poignante au sommet de l'hypocondre gauche ; il y prêta d'abord peu d'attention, bien qu'elle fût exaspérée par le moindre effort. Il reprit son travail aux moissons, et fut arrêté net au bout de trois jours, tant la douleur était aiguë. Il est aujourd'hui incapable d'un effort ; et souffre surtout après les repas d'une ceinture de douleurs, se localisant principalement entre le cœur, la rate et l'estomac. Il digère mal, et se plaint tous les jours de crampes épigastriques, de renvois, d'aigreurs, de gaz intestinaux et de constipation. Les nuits sont assez bonnes, parce qu'il ne mange pas le soir ; l'haleine est fétide, le matin ; et tous les trois ou quatre jours, il vomit dans la la soirée une portion de ses aliments. A l'examen du ventre, on ne trouve rien de saillant, si ce n'est un battement épigastrique, et une sensibilité prononcée vers la région gastro-splénique. La lassitude musculaire et l'affaiblissement général des forces ne se montrent, qu'à l'occasion d'un travail ou d'un effort. Il y a neuf mois que l'accident lui est arrivé, et quatre mois qu'il suit mes conseils ; il va réellement mieux, mais est loin d'être rétabli.

L'histoire de l'entasis splanchnique peut se résumer en quelques lignes. Les désordres siègent généralement au niveau de la région épigastrique, hépatique ou gastro-splénique.

La dyspepsie entasique se produit sous l'influence de deux causes traumatiques bien distinctes : ou bien l'effort initial est brusque, soudain, et accompagné d'une douleur vive sur un des points ci-dessus signalés ; il est suivi d'un collapsus plus ou moins complet des forces musculaires, avec malaises dyspeptiques subséquents et persistants.

Ou bien des efforts proportionnellement excessifs, prolongés pendant un certain temps, entraînent l'épuisement progressif des forces musculaires et des désordres gastro-intestinaux.

Dans le premier cas, il y a oppression subite des forces ; dans le second, l'affaiblissement est graduel et la fourbure provient d'un long surmenage.

Dans l'une et l'autre dyspepsies entasiques, les symptômes pathognomoniques peuvent se classer par ordre de fréquence :

1° Difficulté ou impossibilité de lever des fardeaux

ou de se livrer à un travail pénible, pendant toute la durée de la maladie ;

2° Dyspepsie avec son cortège de malaises variés, parmi lesquelles il faut noter, comme à peu près constants : la gastralgie, la fétidité de l'haleine et les battements épigastriques ;

3° Sensibilité à la pression, au niveau du petit lobe du foie, de l'épigastre, ou de la région gastro-splénique ;

4° Récidive, ou exaspération du mal par un travail pénible ;

5° Enfin, durée de la maladie, qui se compte par mois et par années, et qui n'est abrégée, que par la médecine des symptômes, les dérivatifs cutanés, le régime et le repos complet des forces musculaires.

J'ai l'espoir, que cette étude originale et neuve intéressera les praticiens. En supposant que je n'aie pas tout observé, j'ai assurément vu juste, en dénonçant la cause initiale, peu connue, d'une maladie de langueur relativement commune.

CHAPITRE VI

CONTRIBUTION A LA CHIRURGIE PRATIQUE
(*Fin*).

F. Histoire des phlébites. — Etudes générales. — Classification.

1° Phlébite traumatique simple. — Causes; symptômes; traitement.

2° Phlébite infectieuse. — De l'inoculation infectieuse. — Obs. XXXI. Phlébite infectieuse par éclat de bois. — Symptômes. — Diagnostic différentiel. — Obs. XXXII. Phlébite infectieuse enrayée. — Traitement spécifique par le suc frais de noyer. — Obs. XXXIII. Phlébite infectieuse : Virus du porc. — Obs. XXXIV. Phlébite infectieuse : Virus de la salamandre. — Obs. XXXV. Phlébite infectieuse : Virus de la gangrène spontanée. — Le vibrion de l'infection est-il le même que celui du phlegmon diffus?

3° Phlébite généralisée ou péribolique. — Pourquoi est-elle méconnue? — Causes. — Symptômes : 1re période. — Obs. XXXVI. Phlébite péribolique, enrayée avant sa généralisation. — Obs. XXXVII. Comment une phlébite péribolique se généralise. — Symptômes : 2e période. — Symptômes : 3e période. — Symptômes : 4e période. — Variétés. Nature. — Obs. XXXVIII. Phlébite péribolique par traumatisme de la jambe droite, sans tendance suppurative. — Réflexions sur cette observation. — Obs. XXXIX. Phlébite péribolique par traumatisme de la jambe gauche, sans tendance suppurative, et à marche inflammatoire su-

baiguë. — Réflexions sur cette observation. — Obs. XL.
Phlébite péribolique suppurative, provoquée par une
phlébite traumatique interne.
Aperçus synthétiques sur la phlébite péribolique.

L'histoire des phlébites est à faire ; je vais dire
ce que j'en sais.

La phlébite est l'inflammation des veines ; elle
peut se développer dans toutes les régions du corps.
Les traumatismes, tels que contusions, coups,
plaies, écorchures, piqûres, ligatures des veines, etc.,
sont les causes les plus ordinaires de la phlébite ;
les imprudences diététiques et hygiéniques favorisent l'extension de la phlegmasie. Les veines n'ont
qu'une faible tendance à l'inflammation spontanée ;
ce qu'on a pris pour cela est en général le résultat
d'un traumatisme indirect, d'une infection, ou bien
d'une propagation par voisinage. Les varices des
jambes, par exemple, sont peu apparentes sur les
sujets gras ; on les soupçonne, lorsqu'elles deviennent douloureuses. Alors, on diagnostique une
phlébite spontanée, tandis qu'on devrait accuser
une marche trop prolongée, la constriction des
chaussures, ou quelque contusion négligée.

C'est ainsi que je crois les refroidissements aigus,
impuissants à provoquer seuls la phlébite. Mais nous
verrons, dans le cours de cette étude, que les malades guéris de phlébite généralisée, sont fort sensibles au froid et aux variations atmosphériques ; et
que la douleur et l'engorgement reparaissent chez
eux, sous l'influence des causes météorologiques. Ce

Études
générales.

n'est là, que le réveil d'une phlébite éteinte, d'un
ferment en sommeil, toujours prêt à se réveiller de
sa torpeur pour envahir l'économie, dès qu'il rencontre des conditions pathologiques favorables à son
développement.

Le traumatisme immédiat ou indirect est la
véritable cause des phlébites, à condition qu'on
l'aggrave par la marche, la continuation du travail,
les mouvements violents ou les excès de régime. Une
seconde cause de la phlébite, c'est l'infection virulente. Il semble que les veines soient avides d'infections ; elles les absorbent et les transmettent avec
une effrayante rapidité. Il n'est plus besoin ici
d'exercices violents, ni d'autres conditions fâcheuses,
pour aider à la propagation du mal ; l'inflammation
parcourt la veine avec une vitesse inouïe, et dépose
le poison, loin de son point d'inoculation. L'introduction dans les veines de matières putrides,
virulentes, septicémiques ou infectieuses engendrent
la phlébite à marche envahissante. Ce n'est point ici
le lieu de discuter la nature des bactéridies et des
ferments septiques qui interviennent dans ces cas.
Il nous suffit de savoir, que leurs espèces et leurs
variétés sont fort nombreuses, et qu'il reste beaucoup à faire, dans la voie tracée par M. Pasteur.

Les prédispositions individuelles exercent une
influence considérable, sur le développement et
l'extension progessive de la phlébite. J'ai remarqué,
que les sujets à constitution lymphatique, et ceux à
tissu adipeux abondants, coexistant avec une peau

molle et peu contractile, y sont davantage exposés. Cela tient sans doute à ce que les veines superficielles mal soutenues deviennent aisément variqueuses, sous l'influence de l'ondée sanguine. Dès qu'il y a des varices, bien qu'on ne puisse pas encore en affirmer l'existence, il y a en même temps prédisposition à la phlébite.

La phlébite inflammatoire simple n'a pas de tendances envahissantes. Habituellement, elle se localise dans la région restreinte, où elle a pris naissance. Quelquefois, elle envahit un membre et s'arrête devant un obstacle aponévrotique ou musculaire. Bien rarement, elle franchit ces limites, pour gagner de proche en proche le système veineux tout entier.

Je doute qu'il soit indispensable de distinguer deux espèces d'inflammation veineuse : l'une adhésive, l'autre suppurative. La phlébite adhésive n'est qu'un accident. La coagulation du sang dans les veines n'est pas une manifestation essentielle de la maladie. La gêne de la circulation est passagère, et dure autant que la phlegmasie. Peut-être en résulte-t-il l'obstruction définitive de quelques petits vaisseaux; mais les vaisseaux veineux importants se bouchent exceptionnellement. Dans tous les cas, ce symptôme n'a point de valeur clinique, parce que le sang veineux rétablit son courant par une circulation collatérale.

Quant à la phlébite suppurative, j'estime qu'elle ne possède pas d'existence propre. Elle est une complication spéciale dont on aura à tenir compte, mais non pas une variété particulière. Il importe peu aux praticiens de savoir, si la phlegmasie réside dans la tunique moyenne et interne (Hunter); pas plus que de rechercher, si la coagulation du sang veineux est la cause de la phlébite (Virchow), ou bien un effet de l'inflammation (Hunter, Cruveilhier, Bérard). Ce que nous demandons avant tout, c'est d'être exactement renseignés sur la nature, la marche et le traitement de la phlébite. Il est urgent d'établir parmi les diverses variétés de cette affection, une classification rigoureuse, qui précise le diagnostic, et inspire le pronostic et le traitement.

Classification. Je préviens, en premier lieu, qu'il existe trois variétés de phlébite, dont je ne veux pas m'occuper : 1° la phlébite des sinus; 2° la phlébite cachectique; 3° la phlébite septicémique. La phlébite des sinus de la dure-mère, complication presque toujours mortelle, fait partie intégrante de certaines maladies, telles que le phlegmon du cuir chevelu, l'érysipèle de la face et les fractures du crâne. La phlébite cachectique survient à la fin d'une maladie grave, comme la fièvre typhoïde, les débilités de l'organisme, et la cachexie tuberculeuse, syphilitique ou cancéreuse. La phlébite septicémique s'entend de la métro-péritonite puerpérale, des piqûres anatomiques, de la phlegmasie *alba dolens* et de la résorption purulente. Ces trois variétés ne sont réellement pas des phlébites; elles se confondent dans l'évolution des maladies, qu'elles accompagnent.

Je m'occuperai exclusivement des phlébites vraies, sur lesquelles j'ai peut-être à fournir des indications nouvelles et des données neuves. Je divise les phlébites inflammatoires vraies, en trois classes bien distinctes :

1° La phlébite traumatique simple;

2° La phlébite infectieuse ;

3° La phlébite généralisée, ou péribolique.

1° Phlébite traumatique simple.

La phlébite traumatique simple est la plus commune et la mieux connue. Elle se produit surtout aux membres, dans deux circonstances différentes.

A la suite d'une piqûre de la veine, d'une plaie à la main ou à l'avant-bras, d'une blessure au pied ou à la jambe, d'un écrasement des extrémités, d'une ulcération variqueuse, d'une phlegmasie d'autre genre, telle que panaris, phlegmon, furoncle, etc., d'un traumatisme quelconque, ayant déchiré plus ou moins profondément la peau, les chairs, etc., l'inflammation se communique aux veines, et remonte ces vaisseaux en suivant le cours du sang, toutes les fois que se trouvent réunies certaines conditions favorables à cette propagation.

Ainsi, après une saignée, à moins que la lancette soit mal propre, la piqûre de la veine guérit sans complication, si le malade est prudent et sage; il en est de même des autres lésions traumatiques des extrémités. Il n'est pas rare, au contraire, de rencontrer des personnes blessées à un orteil, qui continuent à vaquer à leurs affaires; comme aussi bien d'autres blessures analogues, qu'on néglige, et qu'on ne soigne pas. La phlébite se déclare et s'aggrave d'autant plus, qu'on tarde davantage de la combattre par le repos et les moyens thérapeutiques nécessaires. Les panaris et les phlegmons font exception à cette règle; ils provoquent presque toujours une phlébite légère et l'engorgement des ganglions de l'aine ou de l'aisselle, malgré les plus grandes précautions. En dehors de ces conditions spéciales, la phlébite débute généralement par une plaie ou blessure négligée et mal traitée.

Dans le second ordre des causes de la phébite traumatique simple, nous n'avons pas à noter, comme origine, une plaie même légère à la peau ; l'inflammation est sous-cutanée. C'est ainsi que cela se passe pour les membres variqueux. Une contusion bénigne, un exercice violent, une course, un saut, la marche prolongée, les fatigues, la constriction des chaussures, la contraction brusque des muscles du mollet pendant un effort, etc., voilà autant de causes de phlébite, sans lésion à la peau. Les flexuosités variqueuses naissantes sont souvent dissimulées sous une épaisse couche de graisse ; l'invasion de la phlébite donne l'éveil sur leur existence, et impose des soins consécutifs, pour prévenir une récidive.

Symptômes. Quand la phlébite est déclarée, elle se manifeste aussi de deux manières différentes : ou bien, elle se localise sur le point précis de la lésion ; ou bien, elle s'en éloigne, pour développer à distance son activité phlogosique. Dans les deux cas, elle s'annonce par la douleur, la rougeur et l'œdème inflammatoire. Le frisson initial et la réaction fébrile manquent fréquemment.

Une phlébite, limitée à la partie blessée, offre exactement les symptômes d'une inflammation phlegmoneuse, s'irradiant plus ou moins loin dans le voisinage. Le fonctionnement du membre, ainsi que la pression, provoquent de la douleur. A la main, par exemple, dont un doigt est écrasé ou atteint de panaris, on suit la marche du processus inflammatoire le long des phalanges, du carpe et de l'avant-bras; à la jambe, où vient d'éclater une phlébite variqueuse sans plaie, la partie malade est rouge, chaude, œdématiée et douloureuse.

Dans le cas où la phlébite a transporté son centre d'action loin du traumatisme originel, on surprend le malade, en lui demandant s'il a eu une blessure à la main ou au pied. Il n'établit aucune corrélation, entre l'excoriation insignifiante du doigt, et le phlegmon, qui marche à suppuration dans le gras du bras ou dans l'aisselle.

On observe alors, le long des muscles, les traînées rouges ou bleuâtres des veines enflammées, à la face antérieure de l'avant-bras et interne du bras, le long du mollet ou à la partie interne de la cuisse, suivant que le mal siège sur les membres supérieurs ou inférieurs. Ces cordons veineux durs et empâtés sont le siège de douleurs intenses, qui s'exaspèrent par la pression et par les mouvements de flexion et d'extension des membres. Parfois les veines enflammées ne se dessinent pas sous la peau ; on les suit, en provoquant par la pression digitale les douleurs caractéristiques, le long des trajets veineux.

Ces deux genres de phlébite traumatique simple progressent et se terminent comme les inflammations phlegmoneuses : par résolution ou par suppuration. En général, elles ne présentent pas d'autres complications. Après leur guérison, les veines s'obstruent ou restent ouvertes à la circulation, sans préjudices pour le malade.

Traitement. Le traitement consiste dans le repos, les sangsues, les bains, les cataplasmes ; et dans les grandes circonstances, la pommade belladonée. On y ajoute, suivant les indications, des laxatifs, des tisanes diurétiques, des boissons rafraîchissantes et des calmants.

Les varices des jambes exigent plus de précautions. Après une première phlébite, une nouvelle phlébite est à craindre, si on n'en est pas prévenu. On doit faire porter au malade des chaussettes en peau ou des bas élastiques, et lui recommander le repos absolu au premier signe de récidive.

Voilà la phlébite traumatique simple, celle que tout le monde connaît. J'en ai fait rapidement l'historique, afin de mieux établir les caractères essentiellement distinctifs des phlébites, dont il me reste à vous entretenir.

2° **Phlébites infectieuses.**

La phlébite infectieuse procède de la même manière que la phlébite traumatique. Son origine est aux extrémités, et son centre d'action sur un point plus éloigné. En général, elle ne dépasse pas le membre sur lequel elle a pris naissance. Elle se reconnaît à deux symptômes pathognomoniques : l'inoculation infectieuse et la tendance gangréneuse.

L'inoculation infectieuse est fort incomplètement connue dans sa nature essentielle, malgré les travaux de M. Pasteur et de son école. Le charbon, la piqûre anatomique, l'œdème purulent de Périgoff, les grandes complications des plaies, la puerpéralité, sont autant de variétés d'infections, qui ne sont point celles de la phlébite infectieuse. Je signalerai, dans mes observations, des virus qu'on ne soupçonne guère : l'enduit des épines végétales, la salive du porc, le liquide poisseux des salamandres, la sérosité de la gangrène spontanée, etc. Combien d'autres virus sont ignorés, que nous sommes exposés à rencontrer à chaque pas, autour de nous !

De l'inoculation infectieuse.

Obs. XXXI. — *Phlébite infectieuse par éclat de bois.* — J'ai observé récemment une phlébite du bras gauche, chez un homme vigoureux et sain, âgé de cinquante-sept ans. Cet homme avait, cinq jours auparavant, bottelé du foin, et s'était blessé au doigt, avec un très petite écharde, qu'il avait immédiatement extraite, pour continuer son travail. La piqûre, sous-épidermique et imperceptible, l'avait à peine fait souffrir.

Le soir même, le bras lui faisait mal; et le lendemain, la partie moyenne du biceps était rouge, enflée et douloureuse. Cinq jours après, les ganglions axillaires étaient engorgés, et tout le membre supérieur gauche présentait un œdème considérable, d'un blanc rose, partant de l'extrémité des doigts et se limitant brusquement au tiers supérieur du membre. Il n'y avait là, ni érysipèle, ni phlegmon diffus, mais bien une phlébite, provoquée par une inoculation virulente ou vénéneuse de nature ignorée, dont l'éclat de bois ou la poussière du foin étaient l'intermédiaire.

Ces questions d'inoculation infectieuse sont entièrement méconnues, malgré leur fréquence, leur gravité et leur haute importance. La salamandre, le crapaud, les batraciens en général, les reptiles, les annélides etc., sécrètent-ils un liquide virulent pour l'homme? On le dit; j'en suis convaincu, pour ma part. Aujourd'hui, et contrairement à ce qu'on pensait autrefois, on croit que le crapaud ne possède aucun venin. MM. Cloëts et Gratiolet ont cependant montré, en 1851, que le produit de la sécrétion, qui suinte sur le corps de certains amphibiens, notamment chez le crapaud, est venimeux. En 1854, M. le professeur Vulpian a déterminé les caractères physiologiques de l'empoisonnement par ce venin. Enfin, M. G. Calmels a entrepris, au laboratoire de l'Hôtel-Dieu, sur l'épithélium des glandes à venin de cet animal, une série de curieuses recherches, dont il vient d'adresser les résultats à l'Académie des sciences. Cet habile physiologiste conclut de ses expériences, que le produit de la sécrétion des glandes, chez le crapaud, est doué de propriétés toxiques.

M. Couty est plus affirmatif encore, dans une note communiquée à la Société de Biologie, séance du 4 férier 1882. Les expériences ont été faites d'abord dans le laboratoire de M. Vulpian, et plus tard, dans celui, qu'il a institué à Rio-Janeiro. « Le liquide de « sécrétion du crapaud, injecté dans les veines, se « distingue des poisons, par l'irrégularité complète « d'évolution de ses phénomènes toxiques, qui, sem- « blables à ceux du venin du serpent, semblent se « localiser tantôt sur un appareil, tantôt sur un « autre... Injecté dans le tissu sous-cutané ou dans « un organe, il est très lent à s'absorber... Le tissu « cellulaire devient peu à peu infiltré, grisâtre, gris « jaunâtre, ou quelquefois lardacé; les muscles sont « durs et rouge sale... La suppuration collectée « est rare, mais les gangrènes sont fréquentes « et les lésions s'étendent plus ou moins loin... Le « venin des crapauds fait bien partie de la même « classe de substances que le venin des serpents; « et ces deux liquides animaux, séparés déjà des « poisons végétaux ou minéraux, par leur difficulté « d'absorption et leur irrégularité d'action, s'en dis- « tinguent surtout, parce qu'ils déterminent, au lieu « de simples troubles fonctionnels, des modifications

« internes et durables de la nutrition des tissus, des
« lésions et des évolutions morbides. »

Il est bon de ne pas négliger ces observations
physiologiques, et d'appeler de tous nos vœux des
expérimentations nouvelles sur les venins animaux,
si largement répandus dans la nature. Nous reconnaîtrons avec surprise, dans la marche de la phlébite infectieuse, les mêmes symptômes, que ceux
indiqués par M. Couty, dans ses expériences sur le
venin du crapaud.

L'inoculation infectieuse, qui nous occupe, préfère les égratignures aux plaies profondes. Le malade ne se doute pas de l'origine de sa phlébite gangréneuse. Chaque fois que je me suis trouvé en
présence de cette maladie, j'ai cherché avec soin et
découvert constamment le point précis de l'inoculation, malgré les dénégations formelles du malade.
La surprise est grande, lorsque je montre l'écorchure superficielle de la main, ou l'imperceptible
piqûre du pied. Il faut alors remonter à l'origine
de l'inoculation, qu'on finit par démêler, au travers des péripéties laborieuses des jours précédents.

Symptômes.   L'inflammation gangréneuse est le signe distinctif de ce genre d'infection. Une phlébite traumatique provoque un phlegmon, tout au plus un
abcès. La phlébite infectieuse entraîne nécessairement la gangrène sans collection purulente, si on
ne s'y prend à temps pour l'enrayer ou la circonscrire. On reconnaît cette tendance gangréneuse à
l'irrégulière surface de la phlegmasie, à sa couleur

rouge sale et à un certain empâtement sous-cutané caractéristique. La région enflammée est peu douloureuse au début; elle le devient beaucoup par la suite. Elle présente en outre une sensation de mollesse en masse, que n'offre pas le phlegmon franc. Si on attend pour intervenir, ou bien si on en est prévenu trop tard, le doute n'est plus possible : l'inflammation gagne du terrain, précédée dans les régions circonvoisines par des douleurs vagues, des pesanteurs pénibles et des symptômes généraux inquiétants.

L'épiderme est souvent soulevé par la sérosité, et le derme prend une teinte blafarde par dessous. La gangrène est imminente et se manifeste quelques heures après. L'inflammation gangréneuse se localise mal, s'étend sans délimitation tranchée et franchit parfois un certain intervalle de peau saine, pour apparaître sur un point plus éloigné. Je doute fort, que bon nombre de phlegmons diffus, qui dissèquent tout un membre et nécessitent l'amputation, ne reconnaissent pas d'autres causes.

Après son inoculation, le virus prend-t-il le chemin des veines ou celui des lymphatiques ? Je suis persuadé qu'il prend l'un et l'autre ; la phlébite infectieuse s'accompagne toujours d'engorgement ganglionnaire. C'est ainsi que M. Toussaint a exposé la marche des bactéridies charbonneuses, qui traversent les vaisseaux veineux, pour s'accumuler dans les centres ganglionnaires voisins. Le même processus doit se reproduire dans les infections analogues.

La rougeur, la douleur, l'empâtement phlegmoneux, l'impossibilité de se servir du membre sont les premiers symptômes de la phlébite infectieuse. Bientôt survient la fièvre, avec ses désordres gastro-intestinaux ; puis l'agitation nerveuse, l'oppression pulmonaire, l'embarras cérébral, le délire et les complications typhiques. Je n'ai pas eu de cas de mort ; mais cette terminaison doit être fréquente à la campagne, et mise sur le compte de telle autre maladie, qui n'en peut mais.

Un de mes malades, chez lequel j'avais été appelé bien tard, a cependant guéri, au prix d'une aliénation mentale de deux mois. Aucune prédisposition personnelle ni héréditaire ne laissait prévoir la folie ; je l'ai attribuée à l'impression fâcheuse, produite sur le cerveau par les liquides toxiques, entraînés dans le torrent circulatoire.

Diagnostic différentiel. On voit, par ce qui précède, que la phlébite traumatique est parfaitement distincte de la phlébite infectieuse. L'une procède par inflammation et suppuration ; l'autre par inoculation septique et gangrène. La première est locale et bénigne ; la seconde tend à se propager, présente une gravité exceptionnelle, et peut entraîner la mort.

Il ne faudrait pas s'imaginer, que cette distinction soit purement fantaisiste. La phlébite infectieuse est une espèce morbide bien nettement définie et relativement commune. Dans le courant de cette année seulement, j'en ai recueilli six observations, dont quelques-unes seront publiées en détail dans ce travail. On la rencontre avec ses symptômes personnels dans les cas les plus bénins.

Obs. XXXII. — *Phlébite infectieuse enrayée.* — Mme St-J., religieuse de notre hospice, se plaignait d'une douleur modérée et d'une inflammatior, située dans le gras du bras droit, avec engorgement ganglionnaire de l'aisselle. J'examinai la partie malade; elle faisait sur le bras une saillie rouge et mollasse du volume d'une pomme d'api. Mme St-J., m'affirmait n'avoir aucune blessure ancienne ou récente à la main, et je ne trouvai pas de traînées veineuses. A peine si je rencontrai quelques points sensibles à la face interne du bras, au-dessus du coude. A première vue, je n'aperçus rien d'anormal à la main. En poursuivant mes recherches, je finis par découvrir une petite piqûre à la région externe de la deuxième phalange du médius droit. Cette piqûre datait de trois jours, et avait été produite par une épine de rosier. La religieuse n'y prêtait aucune attention et n'en souffrait pas. Néanmoins je trouvais à cette piqûre un singulier aspect ; la partie lésée, à peine grande comme une lentille, avait une teinte blanc rougeâtre, avec un épiderme soulevé par un peu de sérosité. Dessous et autour, une teinte blanc bleuâtre peu rassurante.

Je diagnostiquai, au grand étonnement de la malade, une phlébite infectieuse, et annonçai une gangrène locale, pouvant également gagner la tumeur phlegmoneuse du bras. Quarante-huit heures après, toute menace de gangrène au bras était dissipée, mais le doigt devint fort douloureux ; la plaie s'élargit jusqu'à la grandeur d'une pièce de 2 francs ; et elle se compliqua d'une gangrène de même étendue, intéressant l'épaisseur entière du derme. En quinze jours, tout était terminé.

Ce n'est point là la marche habituelle d'une phlébite traumatique simple. Évidemment l'épine du rosier était virulente, pour une cause que j'ignore. L'inoculation s'était faite si discrètement, que Mme St-J. ne soupçonnait même pas l'existence de sa blessure ; l'infiltration infectieuse seule du bras décida cette dame à réclamer mes soins.

Remarquons : qu'il n'y a pas au bras de collection purulente ; et que le virus, arrêté dans sa progression, s'est localisé sur la piqûre du doigt, où il a produit la gangrène. Là, comme au bras, cet accident aurait été prévenu, si la malade ne s'était pas obstinément entêtée à considérer cette minuscule piqûre, comme absolument inoffensive et indigne d'un pansement antiseptique. A présent, elle demeure convaincue que, sans le traitement, la gangrène se serait étendue au membre, de même qu'elle s'est développée sur la phalange du médius.

Nous retrouverons d'une façon constante, dans la phlébite infectieuse, les mêmes symptômes pathognomoniques : l'inflammation phlegmoneuse sans induration, et l'absence de collection purulente avec ou sans sphacèle du tissu cellulaire et du derme.

On triomphe sans trop d'effort de la phlébite infectieuse, lors même qu'elle est parvenue à une pé-

riode avancée. Voici quels sont mes moyens thérapeutiques.

Je ne connais pas de meilleurs antiseptiques, que
les sucs frais du noyer. Les feuilles fraîches chassent
les insectes, surtout les punaises et les mites ; on
s'en sert en infusion aqueuse pour détruire les four-
mis; on éponge les cheveux avec cette décoction,
pour éloigner les mouches. Les Drs Baudelocque,
Psorson de Chambéry, Négrier d'Angers, etc., l'ont
justement vantée contre la scrofule. Le Dr Dumou-
lin, médecin belge, la préconise contre le tænia ; et
M. Dubois de Tournai, contre la teigne faveuse.

M. le Dr Pomeyrol a traité avec succès plus de
40 cas de pustule maligne et de charbon, en appli-
quant tout simplement sur les parties affectées les
feuilles ou l'écorce fraîche du noyer. M. Bruguier,
de Collargues, a suivi cet exemple, et n'a eu qu'à
s'en louer. Enfin, M. le Dr Raphaël, de Provins, a
communiqué à M. Nélaton une observation de guérison de pustule maligne par les feuilles fraîches du
noyer, tellement incontestable, qu'il n'a plus été
possible de révoquer en doute une aussi bienfaisante propriété. Grâce à l'éminent professeur de
clinique chirurgicale de Paris, le noyer est consi-
déré aujourd'hui, comme un antiseptique de premier ordre. On le sacrifie, il est vrai, à des produits
plus nouveaux et moins énergiques ; son tour viendra, quand on se lassera des essais infructueux et
des insuccès.

Ce que je puis affirmer, c'est que j'emploie les

sucs frais du noyer, depuis bien des années, dans les infections charbonneuses et gangréneuses, et que je n'ai eu qu'à m'en féliciter. Dans la phlébite infectieuse, on opère des prodiges avec ce médicament; on arrête l'inflammation, quand on intervient à temps; et on limite la gangrène à la place juste qu'elle occupe, lorsqu'on est appelé trop tard. Le virus est tué sur place; et il ne reste plus à réparer, que les effets de la mortification, son œuvre.

Je me sers pendant la belle saison de la feuille de noyer verte, pilée en pulpe, et appliquée en nature sur les parties malades. Pendant l'hiver, je me procure des racines fraîches de noyer, dont je fais extraire la tige ligneuse centrale. Ces écorces fraîches sont pilées et bouillies à saturation. Je couvre la région menacée de compresses imprégnées de ce jus cuit, ou bien de cataplasmes de farine de lin délayée dans la décoction, et que je pose à même le membre. Souvent j'emploie à la fois la pulpe de feuilles fraîches et la décoction des racines. Quand je le peux, je prescris des bains locaux prolongés et souvent renouvelés dans les décoctions de noyer frais. En même temps, j'ordonne, en aussi grande quantité que possible, de la tisane concentrée de feuilles et racines fraîches.

Les résultats sont merveilleux. « Si le noyer, dit « Bordat, ne se cultivait que dans le nouveau « monde, nous nous empresserions de le ranger sur « la ligne des végétaux les plus utiles en médecine; « mais il croît abondamment autour de nous; et

« nous négligeons d'étudier les propriétés de ses
« différentes parties. » Le fait est, qu'on l'a partout
sous la main. C'est sans doute l'unique motif, qui
lui fait préférer des quantités innombrables de
produits, reconnus les uns après les autres pour
être fort peu antiseptiques. J'espère que les observations suivantes attireront de nouveau l'attention
sur cet arbre, précieux entre tous.

Obs. XXXIII. — *Phlébite infectieuse, virus du
porc.* — M. B..., fermier à Mably, quarante-cinq
ans, travailleur actif, intelligent et dur à la peine,
me fit appeler, le 13 décembre 1881. Je le trouvai
avec un pouls à 116, une température de 39,2, de
l'agitation, de l'insomnie, du délire, de l'angoisse
précordiale et des douleurs vives, s'irradiant du bras
droit à l'épaule et aux muscles pectoraux du même
côté.

Le bras était œdématié, et présentait à sa partie
moyenne, interne et postérieure, une inflammation
mal délimitée, sans induration et d'une teinte
rouge peu franche. Le cinquième du bras était envahi, et les ganglions axillaires tuméfiés. Je visitai l'avant-bras et la main, bien que le malade et
sa famille fussent persuadés, qu'il n'y existait aucune
blessure antérieure. Je reconnus en effet une simple érosion à la face dorsale de la main droite, déjà
cicatrisée et recouverte de croûtes sèches.

B... se rappela que, le 9 décembre, il avait conduit des porcs à la foire de Roanne; qu'il s'était
écorché la main contre un mur, en luttant contre

eux pour les charger sur la voiture ; et qu'il leur avait tour à tour visité profondément et soigneusement la langue, pour s'assurer de leur santé. Existe-t-il un virus spécial à la race porcine ? Ce virus appartient-il seulement au porc ladre ? je serais tenté de me ranger à une de ces deux opinions. Tant il y a que, quatre jours seulement après, B... était dans la triste position que j'ai constatée, le 13 décembre.

La phlébite infectieuse marchait rapidement à la gangrène, et marquait sa progression vers le tronc par les douleurs de l'épaule, celles du thorax, une fièvre intense et les angoisses précordiales.

Le 15 décembre, les menaces d'invasion du tronc s'étaient dissipées. — L'inflammation gangréneuse du bras augmentait, et en occupait le tiers.

Le 17 décembre, cette marche envahissante était ralentie, et les symptômes généraux atténués.

Le 21 décembre, c'est-à-dire huit jours après le début du traitement, la gangrène ne faisait plus de progrès, et l'élimination des eschares commençait. Elle s'opéra en quinze jours ; et le 8 février, le malade venait me voir dans mon cabinet, pour me montrer une plaie à peu près cicatrisée.

Là encore point de collection purulente ; point d'inflammation phlegmoneuse indurée. Rougeur, douleur et gangrène presque instantanée, voilà ce qu'on a observé.

La décoction saturée de racines fraîches de noyer a arrêté, en quelques heures, la propagation du virus; et en quelques jours, les progrès de la mortification locale. Notons que le virus, inoculé à une égratignure de la face dorsale de la main, n'y a déterminé aucune inflammation appréciable; et qu'il a franchi d'un bond, et sans traînées vasculaires sensibles, la distance qui sépare la main du bras. Notons également que l'infection paraissait gagner le tronc, et s'y manifestait déjà par des symptômes alarmants, lorsque je suis parvenu à l'enrayer.

Je crois que ce malade, abandonné à la nature, aurait succombé en peu de jours, avant même que la gangrène du bras fût déclarée; et qu'on eût sans doute accusé de sa mort une inflammation phlegmoneuse diffuse d'origine inconnue, ou l'influence pernicieuse d'une affection typhique à manifestation cérébrale.

La phlébite gangréneuse peut donc tuer par infection générale. Elle est capable aussi d'impressionner assez fâcheusement le cerveau, pour provoquer une aliénation mentale passagère.

Obs. XXXIV. — *Phlébite infectieuse.* — *Virus de la salamandre.* — M. C..., propriétaire à Souternon, trente-quatre ans, m'appelait le 13 mars 1882. Lorsque j'arrivai chez lui, il était dans un état de surexcitation extrême : les yeux injectés, la face vultueuse, la parole brève et saccadée, un pouls à 120; subdélirium, insomnie, altération, langue sèche, nausées, vomissements, etc.

Huit à dix jours auparavant, en pleine santé, il

faisait édifier un mur de soutènement, et avait aidé à porter une lourde pierre en granit. En la transportant, il s'égratigna l'annulaire droit sur un point de la pierre, où il venait d'écraser une salamandre. L'écorchure de l'annulaire se cicatrisa, sans qu'on y fît plus attention, et sans apparence de phlébite le long de l'avant-bras. Mais déjà le bras était œdématié, rouge, douloureux ; et l'intoxication générale faisait sourdement ses progrès.

Au moment de ma visite, le bras tuméfié en masse, présentait, à sa partie moyenne et interne, une surface rougeâtre à base empâtée, irrégulièrement limitée, dont l'étendue ne dépassait pas celle d'une tranche d'orange. Point de traces de collection purulente ; complications cérébrales.

J'instituai immédiatement mon traitement par la racine fraîche de noyer, à dose massive.

Le 18 mars, la gangrène se dessine et se limite. L'état général est moins mauvais ; la fièvre tombe à 100 ; le délire persiste sous forme de monomanie religieuse.

Le 25 mars, le pouls est à 80 ; l'élimination de l'eschare commence ; la monomanie s'accentue.

Le 13 avril, c'est-à-dire un mois après le début du mal, la plaie est en voie de cicatrisation ; la folie persiste.

Enfin, le 14 mai, le malade est entièrement guéri de sa plaie et de son aliénation. Cette folie passagère était évidemment produite par l'infection virulente, car rien dans les antécédents du malade,

ni dans ses prédispositions héréditaires, ne pouvait
l'expliquer.

La décoction de deuxième écorce de racines fraîches de noyer a tué sur place la bactéridie de la
gangrène, et a converti en quelques jours une plaie
gangréneuse en plaie simple. Seulement, l'intoxication a touché le cerveau, ce qui démontre combien était prochaine l'infection générale.

Je remarque dans cette observation, comme dans
celle qui précède, que l'inflammation de la phlébite
infectieuse est de mauvaise nature, et n'a aucune
tendance à la suppuration. Je signale, par la même
occasion, la facilité avec laquelle le virus se transporte au loin, sans lésions intermédiaires, et sa disposition à envahir l'économie tout entière.

Ces observations d'une maladie, toujours identique
à elle-même dans ses manifestations, dénotent sans
conteste l'existence d'une espèce morbide fixe, que
j'ai appelée phlébite infectieuse. Admettons que
nous ne soyons pas d'accord sur l'origine du virus,
bien que pour moi il n'y ait pas d'hésitation possible,
il faudra bien reconnaître, que ce virus existe, et
qu'il y a une inoculation réelle. C'est le point capital, que je tenais à mettre en relief.

Il serait intéressant de rechercher le vibrion de
cette infection, et de savoir, si c'est le même dans tous
les cas. En le cultivant, on découvrirait la loi, qui
préside à son éclosion, à sa prolification et à ses
évolutions funestes. Je sais déjà, que certaines de ces
gangrènes sont directement inoculables.

Obs. XXXV. — *Phlébite infectieuse.* — *Virus de la gangrène spontanée.* — Madame J..., de Varennes, près Roanne, tisseuse, trente-six ans, forte, robuste et bien réglée, réclame mes soins, le 15 avril 1882. Le confrère, qui la visitait avant moi, désespérait de ses jours, et croyait à la nécessité de l'amputation.

Je trouvai en effet la malade dans un état fort alarmant : pouls à 132, petit, tremblotant; langue noire, adynamie complète, haleine et diarrhée fétides, visage crispé, sueurs profuses, urines rares et foncées.

Le pied droit était couvert d'une immense plaie gangréneuse, s'étendant sur le cou-de-pied, la région externe du tarse jusqu'au talon, et remontant au-dessus de la cheville. Les tissus sphacélés, pendants et infectes, paraissaient s'enfoncer profondément dans l'articulation. Je ne cherchai pas à m'en assurer; j'avais mieux à faire.

Voici ce que j'appris de la famille : cette femme avait, quelque temps auparavant, retiré chez elle sa vieille mère, atteinte d'une gangrène du pied et de la jambe gauche ; j'ignore la cause et la nature de cette mortification étendue. Peut-être était-ce une gangrène sénile, peut-être une gangrène infectieuse. La fille donnait les soins les plus assidus à sa mère mourante.

Douze jours avant ma visite, le 3 avril 1882, madame J..., pendant qu'elle pansait sa mère, le matin, avant de s'être habillée et chaussée, sentit sur le premier orteil du pied droit une démangeaison agaçante. Elle

y porta la main, écorcha un petit bouton imperceptible, et poursuivit son pansement. Elle y a songé
depuis; mais n'y avait point pris garde sur le
moment.

Deux jours ne s'étaient pas écoulés, depuis cet
incident, que le pied droit devenait le siège d'une
inflammation étendue, diagnostiquée érysipélateuse.
Il existait un intervalle de peau saine, d'au moins
5 centimètres, entre le doigt de pied et la limite si-
nueuse de l'œdème. L'inflammation marcha promptement à la gangrène; et je fus appelé à constater
les désordres affreux décrits plus haut, 8 à 10 jours
après le début du mal. L'inoculalion n'offrait pas
de doute, et la phlébite infectieuse était en pleine
voie d'évolution, sans la moindre collection purulente, avec phlébite au mollet et ganglion dans l'aine.
Le liquide sanieux de la mère, inoculé au moment
de l'égratignure du pied, végétait avec une extrême
violence sur la fille, et la mettait à son tour à deux
doigts de la mort. La jambe était œdématiée dans
son ensemble, excessivement douloureuse, et présentait une teinte rougeâtre sombre, qui présageait
l'extension de la gangrène. L'état général déplorable, l'état local désespéré, m'expliquaient suffisamment le pronostic du confrère : mort prochaine ou
amputation.

Le fait est, que ma foi au suc frais du noyer fut
un instant ébranlée. En fin de compte, comme il n'y
avait rien de mieux à faire, l'amputation ne me
promettant aucune chance de succès, j'eus recours,

in extremis, à mon grand moyen. Je prescrivis des bains locaux prolongés et répétés dans la décoction concentrée de racines fraîches de noyer, des applications de pulpe de feuilles fraîches et la tisane de feuilles fraîches de noyer.

Dès le 20 avril, la jambe n'offrait plus de traces d'œdème ni de douleurs. La gangrène du pied n'avait pas fait de nouveaux progrès, et l'état général était meilleur.

Le 8 mai, je constatais avec une vive satisfaction, que la fièvre avait disparu et que la mortification avait respecté l'articulation tibio-tarsienne. Le pied et la malade étaient sauvés du même coup.

Le 7 juin, la femme J... se levait. — Le 9 août, la plaie touchait à sa cicatrisation complète.

C'est là une véritable résurrection. L'action antiseptique des sucs frais de noyer trouvera rarement une démonstration plus éclatante.

Le vibrion de l'infection est-il le même que celui du phlegmon diffus ?

J'insiste sur la contagion de la gangrène et sur la virulence de sanies, qui s'écoulent d'un membre gangréné. Voilà un remarquable sujet d'étude pour nos jeunes micrographes, et une loi à découvrir sur la nature du vibrion gangréneux, qui, pour n'être pas assurément la bactéridie du charbon, semble avoir avec elle une étroite parenté.

Ce vibrion caractérise pour moi la phlébite infectieuse. Il se multiplie, à notre insu, sur cent points divers autour de nous, et saisit la première occasion pour s'inoculer à l'homme, et procéder à ses ravages avec une intensité formidable. Nous avons heureusement les sucs frais du noyer, pour enrayer ses progrès et le tuer sur place, lors même qu'il serait parvenu à l'apogée de son développement meurtrier, et que la mort du malade paraîtrait imminente (1).

Plus je songe aux phlegmons diffus, et plus je me persuade, que cette redoutable complication est une variété de la phlébite infectieuse. Ils ne sont pas communs dans nos clientèles rurales, c'est vrai ; cependant j'ai fait très certainement trois ou quatre amputations, nécessitées par les immenses désorganisations qu'ils avaient entraînées.

Depuis bien des années, je n'en ai pas observé. C'est peut-être, parce que j'enraye avec les sucs frais du noyer les phlébites infectieuses ; c'est peut-être aussi, parce que les malades se sont guéris ou ont succombé sans mon intervention. Quoi qu'il en soit, je suis décidé, à première occasion, d'appliquer largement mon spécifique au phlegmon diffus, et je presse mes confrères d'imiter mon exemple.

3° **Phlébite péribolique ou généralisée.**

La phlébite traumatique est mal connue ; la phlébite généralisée attend encore son histoire. Je l'ai nommée péribolique pour désigner sa tendance envahissante et sa marche pour ainsi dire fatale, tout autour du système veineux général.

(1) L'iodure de potassium, à 2 ou 3 grammes par jour, possède une incontestable propriété antigangreneuse et antiseptique. Je dois la signaler, parce que je ne l'ai vue indiquée nulle part. Ce n'est pas la première fois, que je remarque une analogie frappante, entre l'action des préparations iodées et celle des sucs frais du noyer.

La première fois que mon attention a été appelée sur cette maladie, les circonstances favorisaient mon observation. J'assistais à ses débuts, et je pus suivre pas à pas, jour par jour, les progrès de l'invasion.

L'incrédudité, que j'ai rencontrée plus tard chez les confrères, m'a été expliquée par la complexité singulière des symptômes, dont la signification propre était masquée par l'anomalie des complications, et surtout par l'œdème passif de tout le système cellulaire sous-cutané.

En fouillant dans ma mémoire, je me suis rappelé un certain nombre de phlébites généralisées, que j'ai méconnues, comme on les méconnaît aujourd'hui. Parmi les médecins renommés avec lesquels je suis en relation, je ne sais que le Dr Berne, professeur à la Faculté de Lyon, qui ait observé et admis comme moi la phlébite généralisée, bien qu'il n'ait rien publié à ce sujet. Du reste les traités récents n'en font pas mention ; et je n'ai rien lu sur les journaux de médecine, qui laisse soupçonner l'existence de cette maladie.

Pourquoi est-elle méconnue ? Plusieurs fois, dans le cours de ma carrière, j'ai présenté à des confrères éminents des malades atteints de phlébite généralisée ; jamais ils n'ont voulu se ranger à mon opinion. J'avais vu cependant la phlébite traumatique simple envahir successivement la jambe et la cuisse, et envelopper lentement le membre d'un épais œdème subaigu, qui dissimulait sous son infiltration les cordons veineux phlogosés. J'avais surpris cette inflammation, au moment où elle franchissait soudain les ligaments de l'aine, et se répandait dans l'abdomen, le thorax, le cou, le cerveau, les bras, le tronc et les membres inférieurs. Pourquoi n'ai-je pas réussi à convertir des confrères parfaitement éclairés, qui, malgré leur condescendance affectueuse et délicate, se refusaient obstinément à croire à mon diagnostic? c'est que la phlébite péribolique n'existait pas pour eux, et que la reconnaissance d'une maladie nouvelle, proposée par un médecin de campagne, ne s'impose pas à l'esprit avec assez de compétence et d'autorité. J'espère, que cette étude d'ensemble les fera changer d'avis; et que j'enlèverai, de haute lice, la classification nosologique de la phlébite péribolique.

Je ne l'ai observée que chez les adultes et dans l'âge mur. Les femmes grasses à peau molle, les sujets lymphatiques à tissus adipeux abondants, les gens obèses, les personnes à jambes variqueuses, y sont plus exposés que les autres. Je ne pense pas, que les varices soient indispensables, pour que la phlébite généralisée prenne naissance; toutefois cet état organique vicieux favorise l'inflammation des veines.

La diathèse rhumatismale joue très certainement un rôle primordial dans le développement de la phlébite péribolique. Ce n'est point surprenant, quand on connaît la préférence du rhumatisme pour les vaisseaux et pour le cœur. Mes malades avaient tous des antécédents rhumatismaux non douteux. Deux d'entre eux, gras, obèses, vigoureux, n'accusaient aucune douleur antérieure ; mais ils avaient habité pendant de longues années dans des logements humides et salpêtrés. La diathèse latente a éclaté chez eux avec une intensité prodigieuse, sous forme de phlébite généralisée. Cette étiologie diathésique donnera la clef de certaines prédispositions individuelles, inexplicables sans elle.

Symptômes : première période. — Quoi qu'il en soit, la phlébite péribolique commence toujours par une phlébite traumatique interne ou externe.

A l'extérieur, elle débute sur les membres inférieurs ; je ne pense pas qu'elle soit commune sur les bras. Un accident traumatique quelconque, exerçant son action sur une jambe saine ou variqueuse, y détermine une phlébite simple : voilà le point de départ. Le blessé n'y prend pas garde, et continue à vaquer à ses occupations. La douleur, l'inflammation, l'engorgement, se cantonnent d'abord dans la partie inférieure de la jambe. Si on n'y porte remède, une traînée variqueuse enflammée apparaît sur le membre, et remonte jusqu'à l'aine. Dans ce cas, le médecin acquiert une autorité suffisante, parce que la marche est si pénible, qu'elle devient bientôt impossible. D'autres fois, la phlébite de la cuisse n'est pas aussi apparente ni aussi douloureuse. Bien qu'on puisse la suivre au toucher, le malade ne consent pas à s'arrêter, parce qu'il marche sans trop de souffrances.

Pendant ce temps, l'œdème gagne le genou, le bas de la cuisse, et monte lentement vers l'aine. Le membre inférieur tout entier est œdématié, un peu moins le matin que le soir, sans désenfler complètement. La peau est chaude, tendue, à peine rouge ; l'impression digitale persiste peu.

Je suis le premier à reconnaître, qu'à cette phase de la maladie, il est difficile de diagnostiquer une phlébite, lorsqu'on n'en est pas prévenu. Aussi, cherche-t-on toute autre explication, à moins qu'on ait assisté aux débuts du mal, et qu'on l'ait suivi dans sa progression.

J'ai justement, en ce moment, deux malades, qui sont un curieux exemple de ce que j'avance.

Obs. XXXVI. — *Phlébite péribolique, enrayée avant sa généralisation.* — Madame Saint-J^ph, religieuse Augustine de notre hospice, a depuis longtemps les jambes variqueuses, et a subi déjà deux fois les atteintes de la phlébite traumatique simple. Cette dame, excessivement laborieuse et dévouée, ne ménage ni son temps ni sa peine ; et a contracté dans l'exercice de ses charitables fonctions un rhumatisme subaigu, qui l'a obligée de faire, cette année, une saison à Nérys. Elle est tombée sur le genou droit, le 20 novembre 1882. Malgré une ecchymose étendue et une douleur vive, elle n'a pas voulu se plaindre, ni cesser son travail. Le 29 novembre, la jambe droite est œdématiée et enflammée ; la saphène interne est dure, noueuse et douloureuse jusqu'à l'aine ; la fièvre est à 100 pulsations, et la malade est en plein lit.

Je ne pense pas, qu'il soit possible de nier ici la phlébite. On la sent, on la suit, on la voit. Laissons madame Saint-J[ph] aggraver son mal par la marche et le travail, nous ne distinguerons plus rien de caractéristique ; et nous attendrons que la phlébite soit généralisée, pour n'y plus croire.

Je crains que cela n'arrive à M. D.... Obs. XXXVII. — M. D..., riche marchand de chiffons, 55 ans, actif, laborieux, robuste, habite le rez-de-chaussée d'une maison humide, qui a été maintes fois inondée par la Loire.

Il est venu me consulter, le 4 novembre 1882, pour une contusion, qu'il s'était faite à la partie inférieure du mollet droit variqueux, contre le marchepied de sa voiture. Déjà commençait une phlébite localisée sur le point lésé. Je l'avertis expressément des conséquences possibles, et lui recommandai le repos absolu ; car déjà les veines de la jambe et de la cuisse, sans être apparentes, étaient douloureuses. M. D.... garda le repos horizontal pendant huit jours ; puis, n'y tenant plus, il reprit son travail, tout en convenant, que les veines de la cuisse étaient toujours sensibles.

La phlébite gagna la jambe et le tiers inférieur de la cuisse. Le malade, redoutant mes reproches, prit l'avis d'autres médecins, qui, n'ayant pas observé la phlébite au début, la révoquèrent en doute. J'ai visité le malade, le 30 novembre, et j'ai parfaitement vu, pourquoi il était impossible, à ce moment, de soupçonner une phlébite, en train de se généraliser. La jambe entière est œdématiée, chaude et peu sensible à la pression, si ce n'est au point de la lésion initiale du mollet. Le bas de la cuisse commence à enfler. Le membre est lourd et pesant; l'enflure, à peine diminuée le matin, reprend plus épaisse après le lever. L'état général est trompeur : le malade boit, mange, surveille ses affaires, mais traîne péniblement sa jambe lourde et douloureuse. Il se rend exactement compte du progrès de la phlébite, et signale lui-même les points veineux sensibles, le long de la région interne et à la face externe et postérieure de la cuisse. La phlébite s'arrête à l'aine ; les deux tiers du membre sont déjà engorgés ; le malade est peu disposé à ajouter foi aux pronostics fâcheux, que je lui fais entrevoir. C'est une phlébite péribolique, qui se prépare, malgré mes efforts pour la conjurer.

Les ligaments fibreux de l'aine sont un obstacle, souvent efficace, à la propagation de la phlébite ; il ne faut pas y compter outre mesure, car ils sont quelquefois franchis en quelques heures par l'inflammation. On observe néanmoins des phlébites, qui sont arrêtées par cette barrière aponévrotique, et qui ne la dépassent pas. La lenteur relative de la transmission de la phlébite, des veines de la cuisse à celles de l'abdomen, me semble due, à la prédisposition des tissus veineux à accepter plus ou moins promptement la phlegmasie, suivant que l'influence rhumatismale les y a depuis plus longtemps préparés. En second lieu, la phlébite ne poursuit sa marche envahissante vers les centres splanchniques, que lorsqu'elle a déjà gagné les gros troncs veineux du membre inférieur tout entier. Témoin de ces progrès, le médecin note la marche de l'œdème, qui traduit fidèlement la gêne de la circulation veineuse et l'obstruction progressive des veines profondes.

Alors on se trouve en présence d'un œdème du pied, de la jambe et de la cuisse; œdème chaud, conservant mal l'impression digitale, accusant une vague teinte rosée, et rappelant la *phlegmasia alba dolens*. Le membre est lourd, incapable de fonctions et douloureux aux mouvements. Le malade peut difficilement le remuer, à cause de son poids énorme; et accuse des souffrances vives, lorsqu'on le comprime en masse ou sur certains endroits précis, qui correspondent aux trajets veineux. A cette période de la maladie, la fièvre fait souvent défaut, et l'état général est satisfaisant. Quelquefois la fièvre a commencé depuis longtemps, accompagnée de ses syndrômes ordinaires.

Jusqu'à présent, le malade a tenu bon, n'a pas voulu ajouter foi aux prédictions pessimistes, et a continué tant bien que mal ses affaires. Le tableau change : il est couché, immobile, inquiet, désespéré, après avoir épuisé les ressources des médecins, des commères, des sorciers et des empiriques. La phlébite va franchir le Rubicon, se généraliser définitivement, et opposer désormais une résistance insurmontable à nos efforts, jusqu'à ce qu'elle ait envahi le système veineux en entier.

Le temps, pendant lequel la phlébite reste localisée sur le membre inférieur, est loin d'être régulier. Je l'y ai vu séjourner sept mois, sans dépasser les ligaments de l'aine. Je citerai un cas où la phlébite s'est généralisée en quelques jours.

Quelle que soit la lenteur ou la rapidité avec laquelle s'opère la propagation de la phlébite aux veines abdominales, cette jetée se fait soudainement. Tout d'un coup, le malade éprouve une violente douleur dans l'hypocondre droit au niveau du rein, du foie, ou sur le trajet du côlon ascendant. Un frisson quelquefois, une angoisse pénible plus souvent, ou bien une syncope inexpliquée annoncent cette foudroyante progression. Il est mal commode de préciser l'organe atteint. La souffrance s'étend sur une grande surface; et la pression digitale la réveille plus cruelle dans la région rénale, la région sous-hépatique, ou dans les profondeurs de la fosse iliaque.

La douleur perd son acuité les jours suivants, à mesure que se développe la phlegmasie, et qu'on constate mieux un vague empâtement sur l'hypocondre droit. Le malade se plaint de malaises indé-finissables, de nausées, de vomissements, de coliques légères, de constipation ou de diarrhée, et même de dysurie. L'anasarque des membres inférieurs se répand sur le bas-ventre, les fesses et les lombes; et il devient impossible de suivre la marche de l'inflammation veineuse des organes.

La fièvre n'est pas un compagnon fatal de la phlébite péribolique. Une phlébite, à lente évolution et sans tendance suppurative, ne produit pas habituellement d'accès fébriles marqués ni fréquents. La phlébite généralisée au contraire, dont la marche est rapide, et celle dont la tendance suppurative est à redouter, s'accompagnent le plus ordinairement d'une fièvre intense, dès le début de la phlogose.

Une fois dans les vaisseaux veineux de l'abdomen, la phlébite se comporte, comme nous l'avons déjà observé : tantôt elle y évolue lentement, pendant des deux et trois mois, avant que de franchir le diaphragme ; et tantôt elle parcourt en quelques jours les viscères et vaisseaux abdominaux, pour entrer précipitamment dans le thorax.

Quand elle provient du membre inférieur droit, elle paraît procéder avec lenteur. Quand elle part du membre inférieur gauche, j'ignore ce qui favorise son développement rapide, mais elle s'élance de l'aine au cœur, comme s'il y avait entre ces deux régions une communication directe. Dans ce dernier cas, le malade, après sa guérison, ressent, au moindre effort et à la plus petite imprudence, un tiraillement aigu et fugitif, qui aboutit de la cuisse à la région précordiale, en traversant l'hypocondre gauche comme un éclair.

Lorsque la phlébite péribolique est déterminée par une phlébite interne, les complications les plus graves sont à prévoir. Une fièvre intense se déclare, et persiste pendant toute la durée des accidents inflammatoires. La phlébite généralisée de cette

origine est peut-être toujours suppurative. Du moins
je n'en ai pas rencontré, qui ne soient pas compliquées d'abcès multiples, sur des points très éloignés
les uns des autres. Cela tient sans doute, à ce que la
phlébite péribolique de cause interne prend presque
toujours naissance dans un foyer intérieur suppuré.
*La présence du pus dans le berceau de la phlébite
péribolique me paraît imposer à cette maladie sa tendance suppurative.*

C'est surtout dans la phlébite généralisée d'origine
interne, qu'on assiste régulièrement à l'inflammation
du foie, des reins et des divers autres organes et régions
de l'abdomen. En cela, la phlébite est capricieuse :
le ventre entier peut être atteint à la fois ou successivement, et présenter, séparés ou réunis, les
engorgements inflammatoires du foie, des reins, de
la rate, de l'estomac et du péritoine. L'ascite s'ajoute
parfois à l'anasarque générale ; et il n'est pas rare
d'observer de l'anurie.

La phlébite péribolique, contenue par les attaches du diaphragme, peut séjourner deux et trois
mois dans le ventre; mais ses étapes sont d'autres
fois beaucoup plus courtes ; et l'inflammation va
droit à la poitrine, sans s'attarder longtemps dans
l'abdomen.

La phlébite généralisée gagne donc la poitrine. Symptômes:
Là, elle opère suivant deux modes différents : elle troisième
traverse la poitrine sans s'y fixer ; et se jette immé- période.
diatement sur le cou, le cerveau et les membres
supérieurs; ou elle s'attache violemment aux or-

ganes thoraciques, et y produit de nombreux désordres, par suite d'un resserrement et peut-être même d'une obstruction partielle de certains vaisseaux veineux importants. Les poumons et le cœur sont atteints. La congestion pulmonaire, la bronchite, l'endocardite, et plus fréquemment la pleurésie et la péricardite, sont des conséquences immédiates de l'invasion de la poitrine. Ces graves complications surviennent inopinément sans causes étrangères appréciables. Elles demeurent isolées, ou naissent les unes après les autres dans un temps court. On verra dans une observation : la plèvre droite se prendre la première, puis la plèvre gauche, et enfin le péricarde ; le tout, à quelques jours d'intervalle.

On comprend combien sont redoutables les effets de ces complications accumulées. L'oppression, la suffocation, les palpitations, l'insomnie, les troubles cérébraux, la fièvre, l'anasarque générale etc. font courir au malade les plus grands dangers. S'il ne succombe pas dès les premiers jours, s'il en échappe, à grand renfort des traitements les plus énergiques, il n'est pas encore assuré de la guérison ; car la phlébite péribolique poursuit sa marche, malgré les efforts de la médecine et des médecins.

Symptômes : quatrième période. Parvenue à ce degré d'étendue et d'intensité, elle est capable de provoquer des inflammations suppuratives sur des points éloignés. On voit alors des phlegmons apparaître sans motifs aux bras, aux aisselles, à la nuque et sur divers points du tronc et des membres supérieurs. Ces phlegmons, ordinai-

rement volumineux, marchent rapidement à suppuration. Les organes pulmonaires et splanchniques
ne sont pas épargnés ; et il n'est pas rare d'assister
au développement d'abcès internes, dans le foie,
dans la fosse iliaque, etc., abcès dont l'issue peut être
fatale.

Il est admis aujourd'hui que ces abcès métastatiques sont le résultat de la thrombose. Quoi qu'il
en soit, les abcès internes et externes, isolés ou
multiples, sont une des complications de la phlébite
péribolique. Les unes n'en font pas naître, quelle que
soit leur durée: d'autres ont une tendance exceptionnelle à la suppuration. Le nombre des abcès
varie selon les cas; rien dans la marche de la maladie
ne permet de prévoir, ni de calculer d'avance leur
quantité et leur gravité.

Déjà la phlébite généralisée occupe le larynx, et
n'est pas éloignée des yeux. La laryngite, la gêne
de la respiration, l'enrouement, sont apparus sans
brusquerie, et disparaîtront de même. La phlébite
de la rétine inquiète davantage, parce qu'elle se
produit subitement. Le malade ne souffre pas, mais
il ne voit plus, ne voit guère, ou voit mal. Cela dure
quelques jours, passe et revient. Les autres régions
du cerveau sont moins disposées à recevoir l'impression de la phlébite. La face bouffit, les paupières
enflent et désenflent tour à tour, jusqu'au moment
prochain, où la phlébite s'étend sur l'épaule droite.
Je ne lui ai jamais vu commencer sa marche des-
cendante par le bras gauche.

Le bras droit devient le siège d'élancées douloureuses, de crampes et de fourmillements. Il s'engorge légèrement, sans rougir, et exécute péniblement les mouvements divers. La pression digitale fait naître des douleurs tout le long du membre; néanmoins les articulations sont libres et indolores.

De là, la phlegmasie s'étend à la nuque et au bras gauche, où elle provoque les mêmes symptômes qu'au bras droit. Puis elle descend le long du tronc par les muscles des gouttières vertébrales, les muscles lombaires, la hanche et le membre opposé à celui par où a commencé la phlébite. Depuis longtemps les deux membres inférieurs sont œdématiés, quand la phlébite généralisée a été occasionnée par une phlébite interne. A présent l'anasarque est étendue sur tout le corps.

Il est inutile de faire remarquer, que chaque malade ne présente pas cet ensemble complet de symptômes pathogéniques. Mais, sur tous, on suit le progrès du mal, qui procède méthodiquement à sa marche envahissante, suivant l'ordre que je viens de signaler.

Variétés.
Nature.
Ainsi la phlébite péribolique se comporte différemment suivant son lieu d'origine. Lorsqu'elle provient d'une phlébite traumatique du membre inférieur droit, son évolution se fait plus lentement, et elle séjourne davantage à chacune de ses grandes stations. Quand elle prend naissance dans le membre inférieur gauche, elle paraît posséder une tendance plus accentuée à l'acuité des symptômes et à

la rapidité de sa généralisation. Enfin, toutes les fois qu'elle débute par une phlébite interne, sa marche est foudroyante et ses manifestations essentiellement aiguës.

La phlébite péribolique d'origine interne n'est pas de nature infectieuse, malgré son extrême gravité. Ce qui la caractérise, *c'est l'intoxication rhumatismale préalable du sujet, la nécessité d'un foyer purulent interne à l'origine et la tendance suppurative.* Sous l'influence diathésique, la moindre inflammation suppurative intérieure peut devenir le point de départ de la péribolie. Une collection purulente est nécessaire à l'éclosion de ce genre de phlébite. Ce pus initial est la cause, suivant moi indispensable, des phlegmons consécutifs, qu'on observe, par la suite, au milieu des muscles et au sein des organes.

La phlébite péribolique d'origine interne n'offre pas les symptômes des deux premières périodes, que j'ai étudiées. Elle s'élance comme un trait, du point interne suppuré, au moment où on s'y attend le moins; et se jette avec une effrayante rapidité sur les organes de l'abdomen, du thorax, etc. La mort survient parfois en quelques 24 heures ; et, malgré ce court intervalle, on rencontre déjà, dans les organes, de grandes surfaces phlogosées et des abcès en voie de formation. Je suis persuadé, que les observations de résorption purulente sans lésions traumatiques préalables, et les cas de septicémie sans plaies extérieures sont le plus souvent des phlébites périboliques, qui ont pris naissance sans l'intervention d'un agent septique particulier.

Je ne doute pas, que la septicémie puisse provenir, comme l'a démontré M. Lanceraux, de l'absorption du pus septique d'une foule de foyers septiques internes ; mais la marche de ce genre de pyohémie ne ressemble point à celle de la phlébite péribolique.

Ici nous trouvons, par exemple, un abcès bénin de la prostate, un phlegmon suppuré péri-utérin, ou tel autre foyer intérieur en suppuration, qui n'offre pas de gravité apparente, et qu'il est impossible d'accuser de propriétés septiques. Le malade paraît ne courir aucun danger ; et voilà que, tout à coup, sans raison plausible, le plus ordinairement sans frisson prodromique, il est pris d'une syncope, d'une angoisse extrême, ou d'une douleur au flanc ou à la poitrine, etc. La phlébite péribolique est commencée.

Il s'est trouvé, que le ferment rhumatismal avait depuis longtemps travaillé sourdement les veines, et prédisposé ces vaisseaux à l'inflammation péribolique. Sans la cause toute fortuite du foyer purulent, la phlébite serait restée à l'état latent. L'abcès interne, bien que limité et bénin, est devenu l'occasion de l'éclosion subite d'une phlébite, qui, comme une traînée de poudre, va se répandre dans tout le système, et y transporter ses tendances suppuratives.

Je serais fort embarrassé pour donner la raison de ces dispositions pyogénésiques. Ce n'est point à moi

qu'il faut demander, si le sang se coagule dans les
veines enflammées, et si la coagulation du sang est
une cause ou une conséquence de la phlébite. Je
suis tout aussi incapable de me prononcer sur la
nature de la thrombose par compression, et sur la
cause des embolies. Je m'incline devant la science
de Virchow et les recherches de Billroth. C'est tout
ce qu'on peut exiger d'un médecin de campagne,
auquel les expérimentations micrographiques et
anatomo-pathologiques sont absolument interdites.
Ce que je puis affirmer, c'est que, dans les nombreuses observations de phlébite généralisée que
j'ai recueillies, je n'ai pas à signaler un seul cas
d'embolie, ni d'abcès pulmonaire par thrombose
veineuse. Je n'ai vu d'embolies mortelles, qu'à la
suite de traumatismes parfois légers, tels que fractures simples, chutes, contusions, etc., en l'absence
des signes apparents de la phlébite.

Cette maladie dure de quatre à douze mois, à l'é-
tat aigu. Elle se prolonge ensuite pendant des quinze,
dix-huit mois et deux ans. Je dis plus : j'estime
qu'elle ne guérit pas complètement ; et qu'il reste
dans les veines un ferment particulier, toujours prêt
à se développer et à reprendre sa marche envahissante, à la première occasion. Il est vrai que les
malades, instruits par l'expérience, savent prévoir
une éclosion nouvelle et l'étouffer au berceau. La
marche, les courses, les exercices violents, les excès
de tous genres font reparaître les douleurs musculaires et splanchniques. La jambe atteinte la pre-

Durée
pronostic

mière conserve à la partie inférieure du mollet un engorgement chaud et douloureux, le soir. En pressant les membres et le tronc avec la pointe des doigts réunis, on découvre, sur diverses parties, des points sensibles. Enfin, certains organes, tels que le foie, les reins, le cœur, etc., indiquent la persistance latente de l'inflammation veineuse par des élancées douloureuses, au moindre effort.

Les phlébites généralisées peuvent entraîner la mort. Le danger augmente en raison de l'acuïté des symptômes, de la rapidité et de l'étendue de l'invasion et de la prédisposition suppurative. Le pronostic de la phlébite péribolique d'origine interne est excessivement grave ; il est prudent de le réserver, dès le début. Je dois ajouter que j'ai le plus souvent observé, pour les autres variétés, une terminaison heureuse.

Traitement. La phlébite, une fois généralisée, résiste à tous nos efforts thérapeutiques ; son traitement consiste dans la médecine des symptômes. Le point capital est donc d'empêcher, autant que possible, à la phlébite traumatique simple de se transformer en péribolique. Ce résultat sera obtenu, si on impose le repos rigoureux dans la situation horizontale. Des cataplasmes, des bains, des onctions belladonées et hydrargyriques triomphent de l'inflammation veineuse, quand le malade consent à demeurer au lit, pendant un laps de temps suffisant.

On ne se figure pas les difficultés qu'on éprouve, à faire suivre cette simple médication. Le malade ne veut pas ajouter foi aux prédictions sinistres ; il refuse de se coucher, sous prétexte qu'il n'est pas assez souffrant pour interrompre ses affaires. Ou bien, il reste étendu pendant six à huit jours; et dès que la jambe paraît aller mieux, il se lève et néglige les précautions, bien qu'il reconnaisse lui-même des points douloureux à la pression, le long de la saphène et dans l'aine. La rechute ne se fait pas attendre.

Malgré cela, quand la phlébite n'occupe que le membre inférieur tout entier, et que l'œdème indique les progrès successifs de l'inflammation dans les veines profondes, l'invasion générale est imminente ; mais il y a encore possibilité de se rendre maître de la situation, pourvu que le malade s'y prête avec docilité.

Repos horizontal absolu ; sangsues sur les trajets veineux; grands bains amidonnés ; laxatifs et purgatifs salins ; tisanes diurétiques et alcalines.

Sur le membre : poursuivre, à coups de vésicatoires, les points douloureux ; appliquer des pastilles de potasse, des pointes de feu ; le couvrir de pommades belladonées ou d'onguent mercuriel belladoné ; l'envelopper dans des tissus imperméables, ou dans des linges de laine bien chauffés et parfumés.

J'ai réussi, une fois, en couvrant le membre entier d'immenses cataplasmes de farine de lin, délayée dans des décoctions concentrées de feuilles de morelle et de fleurs de sureau, que je faisais renouveler toutes les trois heures.

Quels que soient les embarras et les ennuis de ce traitement, dirigé contre une maladie dont les symptômes paraissent si peu inquiétants, il est indispensable d'insister auprès du malade et de sa famille, pour tirer tout le parti possible de ces moyens. Autrement, quand la phlébite aura franchi l'aine, nous serons à peu près désarmés, devant ses rapides progrès et sa terrible évolution interne.

En présence de la phlébite généralisée, il reste au médecin, pour unique ressource, la médecine des symptômes, qui varie avec la nature et le siège des accidents. Nous entrons dans une période interminable de lésions, qui se succèdent, se compliquent, et mettent à chaque instant la vie du malade en danger.

Exemples typiques.

Pour compléter l'histoire de la phlébite péribolique, je vais en donner trois observations remarquables : la première, d'une phlébite généralisée, par suite de phlébite traumatique de la jambe droite ; la seconde, par suite de phlébite traumatique de la jambe gauche — ces deux phlébites périboliques, sans tendances suppuratives — et la troisième, d'une phlébite généralisée, par suite de phlébite interne, avec tendances suppuratives.

Obs. XXXVIII. — *Phlébite péribolique, suite de phlébite traumatique de la jambe droite, sans tendances suppuratives.* — M. P. G..., 47 ans, pléthorique, obèse dès l'enfance, pesait 90 kilogrammes à 14 ans ; 100 kilogrammes à 25 ans, et 110 kilogrammes depuis cette époque. Il a passé sa jeunesse dans une vieille maison, à murs salpêtrés, dans laquelle les cheminées en marbre s'émiettaient lentement, et dont les tapisseries se conservaient, à la condition expresse d'être séparées du mur par un intervalle vide. M. P. G... se livrait avec ardeur aux plaisirs de la pêche; et je ne doute pas que, pour toutes ces raisons, il ne fût imprégné des influences rhumatismales. L'épaisse couche de graisse, qui recouvre ses tissus, l'a préservé pendant longtemps des douleurs articulaires et musculaires; mais la prédisposition était latente, prête à éclater au premier signal.

En juin, 1869, P. G..., étant à Paris, éprouva, un soir, une élancée subite au tiers inférieur du mollet droit; il y porta la main, et sentit naître sous les doigts une petite papule semblable à celle que produirait la piqûre d'un cousin. Le lendemain matin, il ne s'en souvenait plus, et partait pour Rouen. Le soir de ce second jour, la jambe droite était rouge et douloureuse. Pendant dix jours de suite, ces alternatives de mieux et de plus mal se reproduisaient régulièrement : le matin, la jambe avait les apparences d'un état normal; et le soir, elle était engorgée, rouge et douloureuse. Si bien, que le malade se décida à rentrer chez lui.

Là, je constatai que la jambe, dans toute son étendue, était chaude, rouge, empâtée et le siège d'une sensibilité notable. Une amélioration manifeste survenait le matin, sans que les phénomènes inflammatoires se fussent complètement dissipés. La cuisse était également sensible à la pression ; mais l'épaisse couche de graisse empêchait d'atteindre les cordons veineux, et de reconnaître leur induration phlegmasique. Toutefois, en pressant vivement, on reconnaissait des points très douloureux sur le trajet de la saphène interne jusqu'à l'aine.

J'ordonnai le repos absolu dans la position horizontale. Le malade jeune, ardent, vigoureux, ne crut pas à la nécessité de cet assujettissement, et persista, pendant trois mois, à vaquer à ses occupations et à ses plaisirs, malgré l'aggravation progressive de l'œdème et de la douleur.

En septembre, P. G... fut enfin obligé de s'arrêter. Le membre inférieur droit, œdématié jusqu'à l'aine, présentait l'aspect d'une *phlegmasia alba dolens*, avec un empâtement dans lequel les doigts n'imprimaient qu'une trace éphémère. Ce membre lourd, incapable de mouvement, n'était pas douloureux au repos ; mais la marche provoquait de vives souffrances. Sur toute son étendue, la pression était pénible ; en choisissant les trajets veineux, et surtout celui de la saphène interne, on réveillait de violentes douleurs jusqu'au haut de la cuisse.

A ce moment, la phlébite était difficilement appréciable pour un médecin, qui n'aurait pas assisté aux débuts du mal. Aussi, plusieurs confrères n'approuvèrent-ils pas mon diagnostic, bien que j'entrasse dans les détails les plus précis sur les progrès successifs de l'inflammation veineuse. J'ai observé plusieurs fois cette divergence d'opinion, due au défaut d'observation des premiers accidents et à l'obscurité des symptômes, lorsque la phlébite a œdématié le membre jusqu'au pli de l'aine.

Le désacord des médecins, l'inefficacité des traitements, et aussi quelques vagues rumeurs d'embolie possible ne rassuraient que médiocrement le malade. Je résolus de le conduire à Lyon, et de le faire visiter par les maîtres de la science.

Deux confrères de Lyon n'admirent pas mon diagnostic, et se rejetèrent sur une profonde et obscure altération des vaso-moteurs. Seul, le Dr Berne, chirurgien en chef de la Charité, et professeur de gynécologie, reconnut à première vue une phlébite du membre inférieur droit. Il nous cita plusieurs exemples de phlébite semblable chez l'homme, la compara à la phlegmasia alba dolens des femmes en couches, et nous renvoya avec un pronostic favorable. Le repos horizontal absolu, des grands bains répétés, des boissons alcalines, quelques vésicatoires volants le long des trajets veineux, et beaucoup de patience : voilà le résumé de ses conseils.

M. P. G... revint à Roanne plus rassuré. Il se mit à suivre scrupuleusement le traitement prescrit ; et malgré cela, il ne se fit aucune amélioration dans son état, jusqu'en décembre. Il y avait alors 7 mois que durait la phlébite, et 3 mois au moins qu'elle occupait tout le membre inférieur droit. J'espérais que les ligaments aponévrotiques du pli de l'aine seraient un obstacle infranchissable à l'inflammation veineuse.

Vain espoir! Vers le milieu de décembre, P. G...
est pris, sans causes connues, de douleurs vagues dans
l'hypocondre droit et dans la région hépatique, sans
réaction fébrile ni manifestations locales appréciables. Ces douleurs nouvelles, augmentées par les
mouvements du corps, occasionnaient un malaise
indéterminé et persistant. L'appétit était diminué, et
les garde robes rares. Du reste l'état du membre
inférieur droit ne s'était pas modifié. Cette situation
se prolongea, jusqu'au milieu de février 1870, sans
changement notable. Je l'expliquais par l'extension
de la phlébite dans cette région de l'abdomen.

Vers le 10 février environ, M. P. G... éprouva subitement quelques troubles dans les yeux et un peu
de larmoiement, sans aucun symptôme annonçant
la propagation de l'inflammation veineuse au travers
de la poitrine. Le lendemain, sur les 10 heures du
matin, après une excellente nuit, et par un beau
soleil, le malade en ouvrant les yeux se crut plongé
dans l'obscurité. Il appela, s'assura que sa chambre
était parfaitement éclairée, et prit un journal, pour
se convaincre qu'il ne voyait absolument rien. Peut-
être distinguait-il l'ombre des visiteurs et l'entête de
son journal; c'était tout. La cécité dura trois jours,
pour diminuer le quatrième, et disparaître entièrement en une quinzaine. Rien d'anormal dans les
urines, pendant toute la durée de la maladie.

A cette phlébite oculaire succéda une phlébite
des membres supérieurs et du tronc, sans grande
enflure ni rougeur. Puis le membre inférieur gau-

che fut pris à son tour et s'œdématia. En sorte que, pendant les quatre mois, qui s'écoulèrent jusqu'en juin, M. P. G... vit s'aggraver son état de douleurs assez vives dans les bras, le tronc, les épaules, les reins et le membre inférieur gauche. Ces douleurs n'existaient point dans les articulations; elles siégeaient dans l'épaisseur des chairs, s'exaspéraient au moindre effort musculaire, comme à la pression digitale, et paraissaient suivre plus spécialement les trajets veineux.

. Dans cette dernière partie de son parcours, la phlébite entraîna fort peu d'engorgement aux membres supérieurs, et un peu plus au membre inférieur gauche. Elle durait depuis près d'une année, sans fièvre, et avait parcouru tout le corps, en touchant à peine à l'abdomen et nullement à la cavité thoracique.

Au mois de juillet, le malade se levait pendant une partie de la journée, et marchait avec des précautions infinies. De grands bas élastiques soutenaient le système veineux des membres inférieurs; la phlegmasie blanche durait toujours à droite, ainsi que des douleurs modérées à la marche et à la pression. Il se rendit à Royat, et y fit, pendant 40 jours, un traitement thermal par les grands bains et les douches ménagées et progressives. A son retour à Roanne, la circulation veineuse était rétablie, l'empâtement des membres dissipé et les douleurs à peu près disparues. La phlébite avait duré douze mois.

Ce serait une erreur grave de croire qu'une phlébite péribolique guérit radicalement. L'inflammation persiste latente, et se répand à nouveau dans le membre inférieur, dès que M. P. G... marche sans précautions, ou qu'il se livre à quelques excès. Plusieurs fois, de 1870 à 1882, il a été obligé de se condamner au repos absolu, aux grands bains et aux alcalins, jusqu'à la disparition des symptômes inflammatoires. Instruit par le malheur, il sait prévenir le mal et l'enrayer en quelques jours. Il peut marcher assez longtemps, à la condition de marcher lentement et de porter des bas élastiques ; sans cela, l'engorgement et la douleur reparaissent aussitôt. Souvent il sent des douleurs partielles sur divers points du tronc et des membres ; en cherchant avec soin, on rencontre des points veineux sensibles et même douloureux à la pression. La jambe droite est variqueuse sur toute sa longueur ; et un gros paquet variqueux forme comme une tumeur molle dans le pli de l'aine droite. Sur des membres aussi gros et gras, il est impossible de reconnaître les varices pendant le jour ; mais, le matin, avant le lever, on suit les sinuosités des grosses veines à demi vides, qui se dessinent en creux sous les doigts.

Réflexions sur cette observation. Voilà assurément une bien curieuse observation de phlébite péribolique. Je l'ai donnée, avec ses péripéties et ses détails les plus minutieux, afin qu'elle serve d'enseignement. Un coup d'œil d'ensemble sur les principales phases de son évolution nous aidera à débrouiller l'histoire de cette maladie.

Ce qui frappe d'abord : c'est l'obscurité du diagnostic, lorsque la phlébite occupe le membre inférieur, jusqu'à l'aine, et qu'un œdème considérable lui donne les apparences d'une *phlegmasia alba dolens*. Les meilleurs praticiens se refusent à reconnaître une phlébite, prête à se généraliser. Grâce aux circonstances, qui m'ont permis de l'observer à ses débuts, j'ai pu, à l'origine, diagnostiquer la phlébite, et assister avec une *certitude absolue* à son développement ultérieur. L'hésitation a du reste complètement disparu depuis la guérison ; car les rechutes, imminentes pour la moindre cause, se manifestent chaque fois par une phlébite locale, qu'on ne peut révoquer en doute.

Un second fait digne de remarque, c'est que la phlébite péribolique de M. P. G... n'a pas eu de réaction fébrile prononcée, ni de frissons prodromiques, ni de tendances suppuratives, bien qu'elle ait duré plus de quinze mois.

J'appellerai également l'attention sur la marche capricieuse de cette phlébite, qui se localise sept mois sur le membre inférieur droit, avant de traverser le pli de l'aine ; qui gagne ensuite l'abdomen, y séjourne pour ainsi dire à l'état latent pendant deux mois, franchit d'un bond la poitrine, et se jette subitement sur les yeux, les membres supérieurs, le tronc et la jambe droite.

L'étrangeté de ces phénomènes n'a de comparable que la sourde persistance du mal après sa guérison. *La phlébite péribolique ne guérit jamais parfaitement.*

Malgré le nombre et la gravité des complications, que nous avons observées chez M. P. G.., cette phlébite généralisée, si longue et si inquiétante par son évolution sournoise et ses processus soudains et imprévus, n'a pas affecté le caractère alarmant de l'inflammation suraiguë, comme nous le verrons dans l'observation suivante.

Obs. XXXIX. — *Phlébite péribolique, par traumatisme de la jambe gauche, sans tendances suppuratives, à marche inflammatoire suraiguë.* —Madame R. B.., cinquante-quatre ans, ménopause depuis l'âge de trente-quatre ans, bien portante, grasse, à peau molle, n'a eu qu'un enfant, et s'est toujours bien portée. Elle dirige depuis plus de vingt ans un commerce de mercerie, dans un magasin bas, mal aéré, à murs salpêtrés, et qui n'a qu'un étroit dégagement intérieur sur une petite cour humide. Elle est atteinte de douleurs rhumatismales, qui parcourent les diverses régions du corps et s'exaspèrent par la pluie et les mauvais temps.

Au mois de septembre 1872, cette dame était montée sur une caisse, pour saisir des marchandises dans un rayon supérieur ; elle lâcha pied, et se racla, en tombant, la partie postérieure de la jambe gauche sur le rebord tranchant de la planche. Il ne se produisit pas de plaie, mais une inflammation variqueuse profonde, qui laissa, après sa disparition, une large tache bronzée au-dessus du tendon d'Achille.

Elle n'y songeait plus, lorsque, le 24 novembre

1874, étant debout sur un escabeau, et faisant un effort pour se lever sur la pointe du pied, elle sentit comme une piqûre d'épingle au niveau de sa première blessure. Le lendemain matin, la jambe était enflée, rouge et douloureuse au tiers inférieur et postérieur de la jambe gauche. Le surlendemain, l'enflure avait gagné tout le membre ; et la malade ne pouvait plus se lever ni marcher.

Je la vis quinze jours après. Le membre était œdématié jusqu'à l'aine, à la façon de la *phlegmasia alba dolens*, avec sensibilité générale et douleurs vives, accompagnées de rougeur et limitées au tiers inférieur. On reconnaissait les trajets veineux à la souffrance produite par la pression.

A dater de ce moment, la phlébite ne rencontra plus d'obstacle. En moins de quinze jours, madame R. B... était enflée par tout le corps, couchée immobile dans son lit, poussant des cris incessants, provoqués par des douleurs, dont les points de départ étaient partout à la fois. Je m'assurai chaque jour des progrès du mal ; et je le vis envahir successivement l'hypocondre gauche, la région splénique, le cœur, le poumon, les yeux, et même un peu le cerveau, avant de redescendre par les bras, le tronc, l'hypocondre droit et le membre inférieur du même côté. Ce processus rapide n'avait pas exigé plus de deux semaines pour s'accomplir.

Voici ce qu'on observait alors : anasarque générale de la face, du tronc et des membres, sans albuminurie ; douleurs continues et lancinantes, tantôt

dans les membres, tantôt dans les yeux, le cerveau,
la poitrine, les reins, ou le ventre ; oppression précordiale et étouffements avec un peu de péricardite ;
congestion pulmonaire et emphysème à la base du
poumon gauche. Ces souffrances devinrent si violentes, que madame R. B... n'en pouvait rendre
compte et en a perdu le souvenir.

Je me rappelle qu'on était obligé de lui soulever la tête pour la faire boire ; et qu'on parvenait à
grand'peine à la changer de lit, en la portant à quatre
sur un drap, tant elle souffrait et criait au moindre
déplacement. Souvent la vue se perdait d'un côté,
puis reparaissait, tandis que l'autre œil devenait
aveugle à son tour. Ces alternatives de vue et de
cécité duraient deux ou trois jours de chaque côté,
cessaient, et se reproduisaient à nouveau pendant
toute la période aiguë. L'enflure générale ressem-
blait à une bouffissure blanche et translucide, qui
déformait la face, lorsqu'elle se portait avec plus
d'intensité au visage.

Cet état persista cinq mois entiers, avec un pouls
variant de cent à cent douze pulsations. Inappétence, insomnie, constipation, urines uriques en
quantité moyenne. La malade est restée couchée sur
le dos pendant deux mois, sans qu'on puisse la toucher ni la lever. Peu à peu l'acuïté des symptômes
s'apaisa ; et vers la fin de mars 1875, il fut possible
de transporter la patiente sur un fauteuil et de l'ap-
procher de la fenêtre.

Au mois de juillet, c'est-à-dire huit mois après le

début de la phlébite, madame R. B... commençait à marcher péniblement; elle souffrait encore des jambes, mais le reste du corps était dégagé. L'engorgement œdémateux était dissipé pour les trois quarts, aux membres inférieurs exceptés, où il persistait obstinément.

Je l'envoyai à Royat. Elle y resta vingt-huit jours, et ne put supporter que les bains. Les douches provoquaient des douleurs intolérables et une nouvelle enflure. Au retour, la malade allait assez bien ; les membres inférieurs seuls étaient faiblement engorgés et douloureux. Cette situation se prolongea tout l'hiver, avec des alternatives d'enflure et de souffrance, localisées sur les membres inférieurs. Au mois de juin 1876, madame R. B... n'avait pas repris son travail, mais elle se considérait comme à peu près guérie. Elle a fait cinq saisons successives à Royat, et s'est retirée du commerce pour mieux surveiller sa santé. Sa phlébite péribolique avait duré dix-huit mois.

Madame R. B... exerce une surveillance attentive sur sa phlébite, qu'elle sait n'être pas disparue complètement. L'état général est satisfaisant; les fonctions vitales s'accomplissent assez régulièrement. Néanmoins les jambes enflent et s'endolorissent, pour le plus futile motif ; la jambe gauche surtout, qui reste douloûreuse, un peu rouge bronzée et empâtée au tiers inférieur. Ces membres sont couverts de veines variqueuses, qu'on reconnaît à leurs nodosités, pendant la soirée, et à leur tracé en creux, au matin.

Un paquet variqueux remplit l'aine gauche, au-dessous du pli ligamenteux, et un second paquet variqueux encombre la face inférieure de l'abdomen, au-dessus de l'aine droite. Les poumons sont légèrement catarrheux ; et le cœur, sans être le siège de désordres organiques manifestes, provoque l'oppression et l'essoufflement, au moindre effort musculaire mal calculé.

Je dois ajouter que cette dame a vu de grands médecins, à Lyon, qui, n'ayant pas assisté au début de la maladie, accusent la goutte, le rhumatisme, et toutes les diathèses possibles ; et sont fort éloignés de l'idée d'une phlébite généralisée.

Réflexion sur cette observation. Dans cette observation, nous voyons la phlébite péribolique naître, se développer et envahir le système veineux tout entier, en moins de quinze jours, sans être arrêtée dans sa marche par les obstacles aponévrotiques et musculaires. Cette marche est habituelle aux phlébites périboliques, débutant par le membre inférieur gauche, dès qu'elles ont franchi l'aine.

La rapidité effrayante de l'évolution, l'intensité et la généralisation des douleurs doivent être attribuées évidemment à la prédisposition rhumatismale de la malade. Mais il ne faut pas oublier que, deux ans auparavant, madame R. B.... avait été atteinte d'une phlébite traumatique de la jambe gauche. Sans doute la phlébite simple avait gagné à cette époque les veines profondes, et préparé le terrain pour une brusque invasion de la phlébite péribolique.

Remarquons que, malgré l'acuïté et la multiplicité des symptômes, la fièvre n'a jamais atteint un degré d'intensité inquiétante, et ne s'est point annoncée par des frissons. La phlébite n'avait pas de tendances suppuratives. Ce doit être un caractère originel, commun à toutes les phlébites périboliques de la même espèce, et qui est digne de notre attention.

Un dernier détail à noter, qui n'est pas des moins curieux. C'est d'abord, la quantité considérable de varices, grosses et petites, qu'on rencontre après la guérison, le long des membres inférieurs; et ensuite, la formation de gros paquets variqueux, au niveau des ligaments aponévrotiques, qui font obstacle à la propagation de la phlébite. Bien des années plus tard, on pourra, à l'aide de ce signe indiquer le courant qu'a suivi l'inflammation, depuis son origine jusqu'à sa terminaison. Ainsi, nous voyons, chez M. P. G..., la phlébite débuter par la jambe droite, et se généraliser, après sept mois d'arrêt de la phlegmasie, devant les ligaments du pli de l'aine. Or, on trouve aujourd'hui un volumineux paquet de varices, *au-dessous* de ce ligament sur la cuisse droite. Chez Mme R. B..., au contraire, la phlébite a commencé à la jambe gauche, et s'est terminée par la jambe droite. Aussi observons-nous une tumeur variqueuse *sous* le pli de l'aine gauche, et un second paquet veineux *au-dessus* de l'aine droite. N'est-ce pas une preuve nouvelle de la nature de la maladie? S'obstinera-t-on longtemps encore à méconnaître la phlébite péribolique?

Jusqu'à présent nous avons parlé de phlébites généralisées de cause externe. Celles-là paraissent ne pas avoir de tendances suppuratives, ni de terminaisons funestes. Il n'en est plus de même de celles, dont nous allons nous entretenir. L'observation suivante est remarquable, à cause de son origine, de ses complications multiples et variées ; et aussi parce qu'elle démontre combien est peu connue la phlébite péribolique. Les médecins les plus distingués de Constantinople et de Lyon ont pu suivre la marche effrayante des symptômes, et les combattre tour à tour, sans soupçonner la nature de la maladie, ni prédire, même vaguement, ses manifestations possibles.

Obs. XL. — *Phlébite péribolique suppurative, provoquée par une phlébite traumatique interne.* — M. X..., jeune homme de 32 ans, grand, gras, fort et riche, est parti en joyeuse compagnie pour un voyage en Orient. Vingt jours après, il arrivait à Constantinople, non sans avoir mené l'existence à grandes guides, comme les jeunes gens, qui se sen-tent la bourse garnie, la vie exubérante et le cœur chaud. Avant de descendre le Danube, il s'était aperçu, à Vienne, qu'on trouve parfois des épines, sous les roses les plus parfumées ; et il en conservait un souvenir cuisant. Les excès et les fatigues du voyage avaient donné une acuité telle aux accidents, que M. X... se vit forcé, le premier jour de son arrivée, de se mettre entre les mains de M. le docteur Delacour, médecin de l'hôpital français de Constantinople. En face des complications extrêmement graves, qui se succédaient rapidement, le docteur Delacour appela en consultation le docteur Mahé, médecin sanitaire; et ces deux savants confrères soignèrent le malade pendant tout le temps de son séjour à Péra. Je transcris littéralement la consultation délivrée par ces messieurs, au moment de l'embarquement de retour.

« M. X..., parti de France le 21 mai, atteint d'une uréthrite légère, est arrivé le 16 juin à Constantinople, a pris un bain et a accusé le même jour les symptômes d'une cystite du col. La phlegmasie de l'appareil génito-urinaire, strangurie, prostatite, fièvre, etc., n'a pas cédé devant la médication. Ces symptômes ont conservé une intensité si extraordinaire, pendant plusieurs jours, que le malade est entré à l'hôpital français, pour y recevoir les soins dévoués et constants, que nécessitait cet état exceptionnel.

« Le 26 juin au matin, il s'est déclaré subitement une sorte d'état syncopal, à la suite duquel sont survenues des douleurs excessives dans l'hypocondre droit et dans la région hépatique, avec dyspnée intense, battements des ailes du nez, frottement à la base du poumon droit, etc., le tout indiquant une pleurésie diaphragmatique à droite (sangsues, vésicatoires). Ce traitement amène un soulagement dans les symptômes phréniques.

« Le 27, on perçoit des craquements et râles, dans tout le tiers inférieur du poumon droit; pouls, 96; température, 39°,50; respiration, 80.

« Le 28, même état. Angine inflammatoire. Craquements et râles à la base du poumon gauche ; tympanite, urines rares et chargées de sels et de *globules pyoïdes* ; pas de toux ni d'expectoration.

« Le 29, matité précordiale ; fièvre intense. Jusqu'au 1ᵉʳ juillet, les symptômes du côté du cœur s'accentuent (ventouses scarifiées, sangsues à la région précordiale. Digitale, en infusion, à petites doses).

« Le 3 juillet, pas d'amélioration (nouvelles sangsues). Le 4, la gêne cardiaque augmente ; le pouls devient plus fréquent, petit et irrégulier (large vésicatoire).

« Le 7, l'état s'est sensiblement aggravé ; l'asphyxie paraît imminente (ventouses sèches ; ventouse de Junod). Devant la gravité de la situation, nous faisons une nouvelle application de 30 sangsues (injections sous-cutanées de morphine et d'éther).

« Le 9, diminution des symptômes cardiaques et pulmonaires (T. 37°,5 ; P. 100 ; R. 50).

« Depuis cette époque, il s'est produit quelques alternatives d'amélioration et d'aggravation ; mais c'est toujours le genre cardiaque qui a dominé, et nous a fait conclure à l'existence d'un épanchement mi-solide, mi-liquide dans le péricarde. Il s'est cependant produit, cette dernière semaine, une détente plus manifeste, tant du côté du cœur que du côté du poumon. La fièvre est tombée ; le pouls est resté petit, fréquent et irrégulier ; la respiration est descendue dans les limites de 32 à 40 ; les forces sont un peu revenues ; seulement l'appétence est restée nulle. La langue est collante et dépouillée de son épithélium ; la gorge est toujours prise, la voix enrouée ; pas de toux, ni d'expectoration. Comme au début, les urines sont colorées, rares, chargées d'urates, mais sans globules pyoïdes. Les extrémités inférieures sont œdématiées, et il y a un peu d'ascite. Nous croyons pouvoir permettre le départ du malade pour la France.

« Le traitement a consisté en émissions sanguines et révulsifs à l'extérieur. A l'intérieur, le nitre, le bicarbonate de soude, l'infusion de digitale, à laquelle nous avons dû renoncer ; l'élixir diurétique de Gubler, qui a amené la diarrhée, et enfin, un régime purement reconstituant : vin à la peptone de Chapotaud, vin au lacto-phosphate de chaux de Dussard.

« En arrivant en France, il est probable que les forces un peu reconstituées du malade lui permettront de se rendre aux eaux. Nous avons cru pouvoir lui indiquer, sous réserve absolue de son conseil médical actuel, les eaux de Royat. »

J'ai donné cette consultation en entier, parce qu'elle est extrêmement remarquable par sa précision, et qu'elle dénote chez ses auteurs un étonnant esprit d'observation et un prodigieux talent de praticiens.

Dans une lettre, en date du 29 juin, c'est-à-dire trois jours après l'explosion des symptômes graves, M. le Dr Delacour ne s'explique pas « *la cause ni la* « *nature de cette effroyable maladie.* » Il est à présu-

« mer que le malade, sous l'empire des fatigues du
« voyage, à la suite d'un refroidissement pris au
« bain, s'est trouvé sous l'influence d'une véritable
« *diathèse inflammatoire*, dont les manifestations,
« principalement la pleurésie diaphragmatique, ont
« suivi une marche insidieuse. » Cette interpréta-
tion éclaire peu le diagnostic, car elle explique le
fait par le fait lui-même. Elle témoigne de la surprise profonde d'un habile praticien, en présence
d'une accumulation inusitée de complications for-
midables, se succédant coup sur coup, sans inter-
ruption.

Examinons le malade, en partant de l'idée d'une
phlébite péribolique. Il prend, le 16 juin, une cystite blennorrhagique si intense, qu'elle arrive à
suppuration en quelques jours ; et que le 28, on
aperçoit de nombreux globules pyoïdes dans les
urines.

De ce foyer en suppuration, qui me rappelle la
phlébite traumatique initiale des observations pré-
cédentes, l'inflammation gagne les veines voisines,
et devient une phlébite péribolique. Aussitôt elle
s'élance d'un bond sur l'hypocondre droit, et cette
brusque irruption est accusée par la syncope du
26 juin. De là, elle envahit la poitrine, et y détermine, par suite du rétrécissement des gros vaisseaux veineux hépatiques et thoraciques, une grande
gêne dans la circulation des veines ; et par conséquent, des épanchements multiples dans les séreuses.
En quatre jours, elle produit successivement une

pleurésie droite, une pleurésie gauche, une angine et une péricardite; en même temps, œdème des membres inférieurs et ascite.

Le bain pris le 16 n'a exercé tout au plus qu'une influence indirecte sur la prédisposition rhumatismale. Il ne convient pas de le mettre en cause, pour expliquer les accidents periboliques survenus huit jours après. Évidemment il y a quelque chose de fort étrange dans l'éclosion foudroyante et presque simultanée de tant d'inflammations distinctes. L'idée d'invoquer l'intervention d'une diathèse inflammatoire serait la seule admissible, quoiqu'insuffisante, si nous ne connaissions le processus habituel de la phlébite péribolique.

J'attribue cette marche foudroyante, anormale, non seulement aux excès qui ont précédé la cystite et l'ont fait abcéder, mais encore à la disposition exceptionnellement rhumatismale du malade. Pendant toute sa jeunesse, il a habité des maisons humides, ou fraîchement construites, sur les bords d'un fleuve à brouillards. Ses deux sœurs y ont contracté les germes de la phthisie, à laquelle elles ont succombé à la fleur de l'âge. Lui au contraire sera préservé, parce que la diathèse rhumatismale s'est traduite d'une autre façon. Et certes, il y avait bien, dans les rudes épreuves qu'il a subies à Constantinople, des conditions exceptionnellement favorables au développement de la granulie. Si elle ne s'est pas déclarée, c'est que M. X. n'en porte pas les germes dans les poumons; par le fait, nous n'avons jamais pu en découvrir la moindre trace.

Nous allons poursuivre l'étude de la maladie jusqu'à la convalescence. Si nous sommes en présence d'une phlébite péribolique, nous aurons largement le temps d'assister à beaucoup d'autres péripéties, car nous sommes loin de la terminaison. D'un autre côté, comme cette phlébite péribolique a pris naissance dans un foyer suppuré, il est à peu près certain, si ma règle est exacte, que nous observerons, par la suite, des dépôts purulents dans les muscles ou au sein des organes.

Le 17 août 1881, M. X. était de retour en France, et nous présentait l'état suivant : anasarque œdémateux général du tronc, de la face et des membres ; épanchement dans le péritoine, le péricarde et la plèvre gauche, moins à droite ; oppression et étouffements, au plus petit mouvement ; peu ou pas de fièvre ; inappétence, insomnie ; moral satisfaisant ; difficulté de la position horizontale ; constipation ; anurie : 350 grammes seulement d'urine jumenteuse dans les vingt-quatre heures.

Le D{^r} R. T., de Lyon, appelé en consultation, ne trouva rien d'anormal dans l'urine, que l'excès des urates ; et le 21 octobre suivant, il nous envoyait une lettre confirmant cette opinion. « J'ai reçu de « M. X. un flacon d'urine, contenant un dépôt assez « abondant. Il résulte de l'examen microscopique, « que ce dépôt est formé principalement d'urate « de soude, et qu'il est en tout semblable à celui « que nous avons examiné ensemble. En outre,

« l'urine s'éclaircit sous l'influence de la chaleur ; et
« en chauffant davantage, on n'obtient aucun autre
« précipité. Rien de particulier non plus, par les
« autres réactifs. »

Soumis à des vins et boissons diurétiques, M. X.
perdit, du 1er au 8 octobre, 12 kilogrammes de son
poids. En même temps qu'il désenflait, les urines
passaient de 350 à 3,200 grammes par vingt-quatre
heures, et l'anasarque des membres diminuait à vue
d'œil. Le ventre restait ballonné et légèrement asci-
tique ; le cœur et le poumon gauche étaient à peu
près dégagés. Restait encore un épanchement, à la
base du poumon droit.

Cependant le bras droit conservait de l'engorgement œdémateux, et même un empâtement rouge
et douloureux à l'épaule, sous le deltoïde. C'est
qu'en effet il se formait à ce niveau un immense
abcès, qui s'ouvrit le 15 septembre, un mois environ
après le retour du malade.

Malgré cet incident, il allait de mieux en mieux,
en souffrant toutefois d'une gêne considérable au
côté droit. Nous le décidâmes à se rendre à Lyon,
pour se soumettre à l'examen de MM. les docteurs
R. T. et P. Le 2 octobre, ces messieurs crurent reconnaître un abcès profond du foie, et firent, sans
résultat, une ponction avec l'appareil Dieulafoy. Ils
avaient vu juste, comme l'avenir allait le démontrer.

Le 15 novembre 1881, M. X. fut pris subitement
d'une épouvantable colique, qui dura quatre ou

cinq heures, et se termina par d'abondantes éva-
cuations alvines liquides, purulentes et affreuse-
ment infectes. A dater du moment de l'ouverture
spontanée de l'abcès du foie, ce fut pour le malade
un débarras complet : la gêne de la respiration,
l'infiltration pulmonaire, l'oppression cardiaque,
les douleurs dans l'hypocondre droit, tout disparut
à la fois. Les mouvements du torse et des membres,
empêchés et pénibles, devinrent libres et faciles;
l'appétit et les forces se consolidèrent rapidement,
et la guérison s'annonça prochaine.

Nous étions au milieu de décembre 1881 ; cette
épouvantable maladie avait duré plus de sept mois,
à l'état aigu. M. X. a passé un bon hiver en Al-
gérie ; et l'été de 1882 n'a pas vu de nouveaux malaises.

Aujourd'hui, 16 novembre 1882, M. X. dit se
porter très bien. Il a engraissé, et a repris la direction de ses affaires. Il sent cependant, qu'il n'est
pas parfaitement guéri, et qu'il a besoin de précautions diététiques et de grands ménagements. Les
forces laissent beaucoup à désirer; il souffre de douleurs vagues dans le foie, est essoufflé au plus léger
effort, tousse quelquefois, et ne peut pas faire plus
de 2 ou 3 kilomètres à pied, en marchant posément,
sans précipiter le mouvement. Chaque matin, au
lever, il éprouve des coliques passagères et rend
des selles diarrhéiques. Lorsqu'il est resté quelque
temps couché pendant le jour, et qu'il reprend la
station verticale, il ressent les mêmes malaises. Des

élancées fulgurantes lui traversent parfois la glande hépatique ; mais il s'estime heureux d'en être quitte pour si peu, après avoir échappé à de si longues et si cruelles souffrances.

Ne sont-ce pas là les symptômes de la phlegmasie des troncs veineux splanchniques et de la veine cave ? Rien ne manque au tableau, qu'on pourrait tracer, en imaginant de toutes pièces cette maladie : ni les épanchements dans les cavités séreuses, ni l'anasarque du tissu cellulaire, ni les abcès multiples internes et externes. Jamais on n'a observé et reconnu un type de phlébite péribolique plus grave et plus complet ; mais on ne croit pas à la phlébite généralisée. Il est vrai, qu'on est singulièrement surpris en face de ces manifestations, et qu'on serait fort embarrassé de les expliquer autrement. Le jour n'est pas éloigné, où la phlébite péribolique s'imposera à la science, et sera définitivement classée dans le cadre nosologique.

La phlébite péribolique tire nécessairement son origine d'une phlébite traumatique initiale, que cette dernière soit due à un traumatisme direct et externe, ou bien à une inflammation interne et suppurée.

La phlegmasie veineuse péribolique procède par propagation de voisinage ; et gagne de proche en proche le système veineux tout entier, à moins qu'on intervienne à temps pour l'arrêter dans sa marche envahissante.

Les accidents, qui en sont la conséquence, varient

en nombre et en gravité, suivant que les gros troncs veineux sont plus ou moins rétrécis et obstrués par l'inflammation.

La marche de la maladie est fréquemment entravée et retardée par les ligaments aponévrotiques du pli de l'aine et du diaphragme.

L'acuïté des symptômes et la rapidité de l'invasion dépendent d'une prédisposition individuelle, que j'attribue à la diathèse rhumatismale. Les malades, que j'ai observés, subissaient nettement, et de longue date, cette influence. Je ne vois rien d'invraisemblable à cette hypothèse. « Dans la diathèse goutteuse, toutes les muqueuses sont susceptibles d'inflammations. En d'autres termes, dans cette diathèse, il y a une augmentation de la susceptibilité des muqueuses ; il y a de plus un irritant, l'acide urique, capable d'agir localement. (Dr F.-P. Kinnicutt. Société des praticiens de New-York.) » Pourquoi se refuser de croire à une spécificité d'action analogue, de la part du rhumatisme? Le rhumatisme aigu a une préférence marquée pour les vaisseaux veineux et le cœur. Le rhumatisme chronique, sans se traduire par des symptômes vasculaires et cardiaques aussi intenses, procède avec plus de lenteur, et n'abandonne pas sa proie, pourvu qu'on n'y mette point obstacle. Combien de maladies de cœur sont dues à cette cause diathésique, dont les manifestations n'ont jamais été aiguës ! L'irritant, ici, comme dans la goutte, ne fait pas défaut. Ce n'est pas l'acide urique sans doute, et j'ignore sa nature essentielle. Il existe cependant, semblable à un ferment, qui attend les conditions favorables à sa prolification. Quand elles se présentent (et ce sont les phlébites initiales négligées ou surmenées, qui me paraissent être pour ce ferment spécial le meilleur terrain de culture), la phlébite péribolique prend naissance, pour ne s'arrêter qu'après avoir épuisé son action sur la plus grande partie du système veineux.

J'ai fait remarquer, combien il est facile, après la guérison, de reconnaître le siège même de la maladie, aux réseaux variqueux, qui recouvrent les membres inférieurs; et aux paquets veineux, qui se sont formés au niveau des obstacles aponévrotiques, dans le sens du courant sanguin.

Si mon hypothèse est vraie, le ferment péribolique ne meurt pas dans les veines, puisqu'il est d'origine rhumatismale, et que la diathèse persiste. C'est ce qu'on observe en effet chez les sujets, qui ont été atteints de cette espèce de phlébite. Ils ne guérissent qu'incomplètement, tout en conservant les apparences de la santé. Ils voient reparaître leur phlébite, s'ils se mouillent, s'ils prennent froid, s'ils font des excès de marche, de veilles, d'alcooliques; s'ils sont victimes d'un traumatisme, etc. Ils ont besoin d'une attention de tous les instants, pour la prévenir et l'étouffer à sa naissance.

Ce n'est point à eux, qu'il faudrait faire accroire, qu'ils n'ont pas eu de phlébite généralisée. Non seulement ils en connaissent les funestes effets, mais

ils ont appris par une dure expérience l'origine, la
nature et la marche de cette maladie. Ils la diagnos-
tiquent au premier coup d'œil chez les autres, et
prédisent les dangers imminents. A la première
apparition d'une phlébite traumatique simple, ils
sont sur leurs gardes ; et se traitent avec d'autant
plus d'énergie, qu'ils redoutent davantage sa générali-
lisation. Ces malades sont convertis, bien avant
l'école.

La phlébite péribolique, sans tendance suppurative, ne me paraît pas mortelle, malgré ses violences
et ses multiples complications. La phlébite péribolique suppurative, au contraire, expose aux plus
grands dangers. J'imagine, *que toute phlébite péribolique, dont l'origine est dans une phlébite traumatique iniitale non suppurée ne devient pas suppurative elle-même ; et qu'une phlébite péribolique, dont
le point de départ se trouve dans un foyer suppuré
se complique toujours d'abcès métastatiques.* Il serait
de la plus haute importance pour le pronostic, de
confirmer la régularité de cette loi. Mes observations m'ont conduit à la formuler ; mais elles ne
sont pas assez nombreuses pour que je puisse l'affirmer.

Bénigne ou grave, la phlébite péribolique dure de
douze mois à deux ans. Elle ne guérit jamais entièrement, et conserve indéfiniment son énergie de
revification.

Voilà une espèce morbide excessivement complexe,
singulière par ses transformations protéiformes,

et redoutable par ses terribles complications. J'appelle sur elle l'attention des médecins. Ma voix sera-t-elle assez puissante, pour se faire entendre des éminents praticiens, qui conduisent si brillamment nos jeunes légions médicales françaises aux succès cliniques et aux découvertes nosologiques?

ÉPILOGUE

Bien des fois j'ai gémi sur la triste perspective de
traîner jusqu'à la tombe le lourd boulet de la pratique médicale. Plus les années s'amassent sur nos
têtes, et plus la confiance des malades nous impose
le. devoir de ne pas abandonner notre poste péril-
leux. Aussi, voyons-nous tomber autour de nous,
avant l'heure, nombre de confrères morts à la peine.
La profession médicale est de celles qui accordent
le moins de longévité à ses adeptes.

Les médecins des grandes villes voient leur expérience et leur renommée grandir avec l'âge; le
bien-être et l'indépendance, augmenter avec les
années. Ils acquièrent le droit de sacrifier le nombre
à la qualité. Il leur est loisible de fixer leurs heures,
de limiter leur labeur, de prendre des congés, et
d'aller réparer leurs forces, sur les bords de la mer
ou dans les stations thermales. Au retour, rien n'est
changé; ils reprennent avec une nouvelle ardeur les
soins de leur fidèle clientèle. Quand il leur plaît de
s'endormir sur leurs lauriers, et d'abandonner la vie

agitée du praticien, ils souffrent peu des effets funestes de ce changement d'habitudes. Ils jouissent en paix, dans le calme des champs ou au sein des villes, d'un repos mérité et d'une fortune bien acquise.

Le médecin, qui a exercé toute sa vie, dans une campagne ou dans une petite ville, est rivé au joug. S'il attend de ses seuls efforts l'*aurea mediocritas* d'Horace, il sera déçu dans ses espérances, bien qu'il ait couru après elle, sans trêve ni repos. S'il est du nombre des privilégiés du sort, un grand péril menace ses jours, lorsqu'il se décidera à échanger la vie active contre les énervantes tentations du *far niente*. Mieux vaut mille fois subir sa destinée, et mourir sous le harnais.

Le vieux médecin, qui s'éteint, emporte avec lui le secret d'une multitude de petits moyens pratiques, et des notions originales sur des points obscurs de la science. Dans le cours d'une longue carrière, il a acquis une somme d'expérience personnelle, qu'il est regrettable de voir se perdre, sans profit pour personne.

A l'époque reculée, où la médecine cherchait sa voie, les convalescents inscrivaient dans les temples l'histoire de leurs maladies, et les médications auxquelles ils étaient redevables de la guérison. Les médecins de l'antiquité ont largement puisé dans cette mine féconde, pour nous transmettre les lois de la médecine expérimentale, et jeter les bases de la thérapeutique.

Aujourd'hui, cette coutume serait impuissante

à nous fournir des renseignements utiles ; mais les médecins devraient laisser après eux des notes rapides, sur ce qu'ils ont observé de plus intéressant, en thérapeutique et en pathologie. On recueillerait parfois, dans ces mémoires posthumes, des indications fertiles en résultats, qui viendraient grossir la provision de nos ressources cliniques.

Persuadé de l'utilité de ces modestes comptes rendus, j'en ai pris l'initiative, en publiant ce que je considère, comme mon testament chirurgical.

Dans une première partie, je donne le résumé de ma pratique hospitalière ; et je démontre, que l'immunité des hôpitaux de petites villes est due exclusivement aux bienfaits d'un air pur et vivifiant. Ma statistique aura l'avantage de servir de terme de comparaison avec celle des grands hôpitaux, et d'expliquer l'origine des complications infectieuses, généralement inconnues à la campagne. On en tirera telles conclusions qu'on jugera profitables ; et peut-être, se décidera-t-on à délaisser le système des grands hôpitaux encombrés et mal aérés, où la mort fait d'amples moissons. J'admire les efforts prodigieux, tentés pour combattre les complications nosocomiales ; j'entends résonner à mes oreilles le chant lointain des hymnes à Lister ; mais je réserve mon enthousiasme, pour l'air pur de nos campagnes, où la guérison est la règle, et la mort l'exception.

Dans une seconde partie, je paie une modeste contribution à la chirurgie pratique, en abordant plusieurs questions : deux entre autres, pour lesquelles je réclame les honneurs de la paternité. La dyspepsie entasique est ignorée, bien qu'elle ait une grande importance par sa fréquence et sa durée. Les pages que je lui ai réservées ne passeront point inaperçues. J'ai écrit l'histoire des phlébites, comme je la connais; j'espère que ces graves maladies, en partie méconnues, prendront désormais le rang qu'elles méritent dans le cadre nosologique. Si mon attente est trompée, on me saura gré de ma bonne volonté.

Qu'il me soit permis, en terminant, de manifester le désir et l'espérance d'avoir produit une œuvre utile. Cette pensée consolante a soutenu mon courage, pendant les longues heures de nuit que j'ai consacrées à grouper mes souvenirs, à fouiller mes notes, et à consulter les maîtres. Mon travail me donnera toute satisfaction, s'il obtient en récompense l'approbation de mes confrères.

Roanne, 9 décembre 1883.

Dr COUTARET.

TABLE ANALYTIQUE DES MATIÈRES

CHAPITRE III

CONTRIBUTION A LA CHIRURGIE PRATIQUE.

CHAPITRE IV

CONTRIBUTION A LA CHIRURGIE PRATIQUE (*Suite*).

CHAPITRE V

CONTRIBUTION A LA CHIRURGIE PRATIQUE (*Suite*).

CHAPITRE VI

CONTRIBUTION A LA CHIRURGIE PRATIQUE (*Fin*).

FIN DE LA TABLE ANALYTIQUE DES MATIÈRES.

7114-83. — Corbeil. Typ. et Stér. Crété.